Mercita Queypo-Queddeng
Cheryll Didi Nellie N. Obra
Eleanor Cynthia Nisperos

Comportements en matière de santé des populations indigènes d'Ilocos.

Mercita Queypo-Queddeng
Cheryll Didi Nellie N. Obra
Eleanor Cynthia Nisperos

Comportements en matière de santé des populations indigènes d'Ilocos.

ScienciaScripts

Imprint

Any brand names and product names mentioned in this book are subject to trademark, brand or patent protection and are trademarks or registered trademarks of their respective holders. The use of brand names, product names, common names, trade names, product descriptions etc. even without a particular marking in this work is in no way to be construed to mean that such names may be regarded as unrestricted in respect of trademark and brand protection legislation and could thus be used by anyone.

Cover image: www.ingimage.com

This book is a translation from the original published under ISBN 978-620-2-00983-6.

Publisher:
Sciencia Scripts
is a trademark of
Dodo Books Indian Ocean Ltd. and OmniScriptum S.R.L publishing group

120 High Road, East Finchley, London, N2 9ED, United Kingdom
Str. Armeneasca 28/1, office 1, Chisinau MD-2012, Republic of Moldova, Europe
Printed at: see last page
ISBN: 978-620-3-78554-8

Table des matières

RÉSUMÉ 2

CHAPITRE I : LE PROBLÈME 4

CHAPITRE II : REVUE DE LA LITTÉRATURE ET DES ÉTUDES 15

CHAPITRE III : MÉTHODOLOGIE DE RECHERCHE 29

CHAPITRE IV : PRÉSENTATION, ANALYSE ET INTERPRÉTATION DES DONNÉES............ 34

CHAPITRE V : RÉSUMÉ, CONCLUSIONS ET RECOMMANDATIONS 66

RÉFÉRENCES 70

Annexe A 1 75

Annexe A 2 76

Annexe B 77

Annexe C 84

Annexe D 90

Annexe E 91

Annexe F 93

Annexe G 95

Annexe H 98

Annexe I 101

Annexe J 104

Annexe K 105

RÉSUMÉ

L'étude a examiné l'interaction entre les besoins de santé, les comportements de recherche de santé et les obstacles à l'accès aux soins de santé des Tingguians, Kankanaeys et Bagos d'Alilem et Lidlida, Ilocos Sur.

Un consentement libre et préalable en connaissance de cause a été obtenu avant la collecte des données. Des données quantitatives et qualitatives ont été recueillies. Les données quantitatives ont été obtenues à l'aide d'un questionnaire structuré qui a été traduit en dialectes Ilokano, Itneg et Kankanaey et retraduit en anglais. Les données qualitatives ont été recueillies par le biais de groupes de discussion utilisant un guide d'entretien. Des statistiques descriptives et la corrélation de Pearson ont été utilisées pour analyser les données avec un niveau de signification de 0,05.

La majorité des PA étaient des adultes âgés (âge moyen de 66 ans), mariés, de même sexe, ayant atteint le niveau élémentaire, affiliés religieusement à l'Église du Christ, pratiquant l'agriculture, vivant dans des ménages de 4 à 6 personnes et vivant sous le seuil de pauvreté (revenu familial mensuel moyen de 2 700 pesos). En ce qui concerne les comportements de recherche de la santé, les PA **ont** une perception positive de la prestation des soins de santé, mais restent **neutres quant** aux croyances en matière de santé, à la structure sociale, à la perception de la gravité de la maladie, à la nécessité d'un traitement, ainsi qu'aux installations et au personnel de santé. En ce qui concerne la prestation de services de santé, les répondants sont d'accord pour dire que les services de l'UHR sont **modérément adéquats** (3,78), qu'ils les utilisent **très souvent et qu'**ils se sentent **très satisfaits**, notamment en ce qui concerne les soins maternels et infantiles.

Il existe des corrélations significatives entre les caractéristiques sociodémographiques et les comportements de recherche de santé, telles que : l'origine ethnique par rapport à la structure sociale (0,43) et la perception de la gravité de la maladie (0,38) ; la taille du ménage par rapport aux croyances en matière de santé (0,38) ; et la profession par rapport à la structure sociale (-0,28), et la perception de la gravité de la maladie (-0,44). De même, des relations significatives existent entre les comportements de recherche de santé et les barrières à l'accès aux soins, telles que : les contraintes de temps sur la structure sociale (0,29) et la perception de la gravité de la maladie (0,25) ; et les considérations financières sur la perception de la gravité de la maladie (0,32). Enfin, l'adéquation du programme de nutrition est significativement corrélée à la perception des établissements et du personnel de santé (0,29).

L'établissement du profil des caractéristiques sociodémographiques, des comportements en matière de santé, des obstacles à l'accès aux soins de santé et de la prestation de services des PA peut accroître les informations limitées dont on dispose actuellement. Les résultats donnent un aperçu des moyens de développer des changements réactifs au sein du système actuel de soins de santé primaires pour améliorer la prestation de services.

Mots-clés : Bago, utilisation des soins de santé Kankanaey, peuples autochtones, Tingguian

CHAPITRE I : LE PROBLÈME

Justification

Le droit à la vie signifie le droit à la santé. La santé est un droit humain fondamental. Le gouvernement philippin a le devoir avoué de respecter et de promouvoir le droit à la santé de chaque être humain, comme le stipule la Constitution de 1987 dans l'article II, section 15 : "L'État doit protéger et promouvoir le droit à la santé du peuple et lui inculquer une conscience de la santé". Par conséquent, l'État a le devoir de fournir des soins de santé de qualité et de promouvoir le droit de chaque homme, femme et enfant à jouir d'une vie saine et de l'égalité des chances.

Le droit d'accès aux soins de santé de base doit être assuré de manière égale et adéquate à l'ensemble de la population de la nation desservie, en particulier aux zones marginalisées du pays. Ces soins de santé de base doivent être facilement accessibles et la priorité doit être donnée aux communautés défavorisées, déprimées et mal desservies du pays. Les communautés isolées dans lesquelles se trouvent les peuples indigènes (PI) appartiennent sans aucun doute à cette catégorie (Organisation mondiale de la santé [OMS], 2002).

Le ministère de la santé (DOH) a identifié les PA comme faisant partie des groupes spéciaux de la population qui nécessitent une attention particulière en termes de santé. La résolution des problèmes de santé de ces groupes nécessite des efforts de prévention plus ciblés et une meilleure compréhension de leurs besoins et des différences qui les distinguent du reste de la population. En outre, il admet que les problèmes qui affectent les droits de ce secteur vulnérable sont de plus en plus nombreux et que la protection de ces droits, dont le plus fondamental est le droit à la vie et à la santé, est importante pour qu'ils puissent réaliser leur plein potentiel, leur développement et leur productivité (DOH, 2004).

La littérature existante a souligné que les groupes autochtones sont non seulement plus pauvres que le reste de la population, mais que leur situation s'aggrave. Compte tenu de la vulnérabilité croissante des populations autochtones face à la maladie, il est important, du point de vue des programmes et des politiques, de mieux comprendre le comportement des populations autochtones en matière de recherche de santé et d'accès aux services de santé, afin de les aider à se protéger et à mener une vie saine.

Toutefois, l'Organisation mondiale de la santé a souligné que la faiblesse des systèmes d'information sanitaire et démographique dans la plupart des pays en développement, comme les Philippines, ne permet pas d'effectuer des mesures et un suivi précis, systématiques et réguliers des indicateurs démographiques ou des tendances et de l'état de santé des différents groupes de population, en particulier des PA qui se trouvent pour la plupart dans des zones reculées (People's Health Movement, 2005).

Le DOH admet que les données sur les PA sont très limitées. Il est difficile de trouver des informations sur l'état de santé et l'accès aux services, ainsi que sur les déterminants sociaux de la santé (DOH, 2004). Il existe peu de recherches empiriques portant spécifiquement sur les besoins sanitaires des minorités culturelles. Il existe également peu de données désagrégées qui permettraient de suivre l'impact des services de soins de santé primaires des Rural Health Units (RHU) sur ces groupes en ce qui concerne leurs besoins de santé. Par conséquent, les connaissances actuelles restent limitées en ce qui concerne leurs besoins en matière de santé, leurs pratiques sanitaires, leurs comportements en matière de recherche de santé et leur accès aux services de santé. En l'absence de données, il est difficile de fixer des objectifs, même s'il existe un consensus professionnel sur le fait que les populations autochtones courent un risque considérablement plus élevé que la population totale.

Cette lacune dans les connaissances doit être comblée dans la mesure où il a été démontré que davantage d'informations doivent être recueillies et analysées pour dresser un tableau précis des populations autochtones. Il est impératif de s'attaquer aux obstacles du système de soins de santé afin de fournir des services culturellement adaptés qui tiennent compte de la culture, des valeurs, de l'expérience en matière de santé et des besoins de santé perçus des populations autochtones.

Des mesures doivent être prises pour atténuer les problèmes de santé des PA, pour lesquels des programmes de santé spécifiques doivent être élaborés dans le cadre des divers programmes gouvernementaux. La réalité que les PA vivent dans des circonstances très différentes de la plupart des autres et que le gouvernement et les autres systèmes de santé ont la responsabilité de fournir des formes d'adaptation sociale à la population ayant des besoins spéciaux pour atteindre l'objectif global de **"Santé pour tous"**, comme le souligne l'Objectif du

Millénaire pour le développement.

Les objectifs du Millénaire pour le développement ont fixé des cibles pour 2015 afin de réduire de deux tiers le taux de mortalité des enfants de moins de cinq ans (OMD 4), de réduire de trois quarts le taux de mortalité des femmes en couches (OMD 5), et d'arrêter et de commencer à inverser la propagation du VIH/sida et l'incidence du paludisme et d'autres grandes maladies (OMD 6), cependant, la santé des peuples autochtones reste mal desservie ou non desservie. Comme l'ont souligné XinQi Dong et al (2010), la disponibilité, l'accessibilité financière et les obstacles culturels aux services de santé sont des facteurs négatifs majeurs qui empêchent les participants de satisfaire leurs besoins de santé.

L'un des thèmes prioritaires en matière de prestation de services de santé dans le programme national unifié de recherche en santé (NUHRA) 2008-2010 établi par le Conseil philippin pour la recherche et le développement en matière de santé (PCHRD) concerne les pratiques de soins de santé parmi les populations vulnérables. Ce thème est encore amplifié par le programme de recherche du Consortium de recherche et de développement sanitaire de la région I (R1HRDC), qui se concentre sur les besoins sanitaires de groupes spéciaux tels que les populations autochtones, les femmes et les personnes âgées.

Ainsi, grâce à la convergence du R1HRDC, de la Commission nationale sur les peuples indigènes et des institutions d'enseignement supérieur, cette étude a été conceptualisée pour répondre aux initiatives des peuples indigènes de la région afin de disposer de statistiques plus récentes sur les caractéristiques sociodémographiques, de mieux comprendre leurs comportements en matière de santé et de déterminer les facteurs affectant leur accès aux services de santé.

Cadre théorique

Le cadre d'Andersen et Newman sur l'utilisation des services de santé a servi de base théorique à l'étude. L'objectif de ce cadre est de découvrir les conditions qui facilitent ou entravent l'utilisation. L'objectif est de développer un modèle comportemental qui fournit des mesures de l'accès aux soins médicaux. Le cadre a été développé pour la première fois dans les années 1960 et a depuis connu quatre phases. Développé dans les années 1990, le cadre ci-dessous représente la quatrième phase.

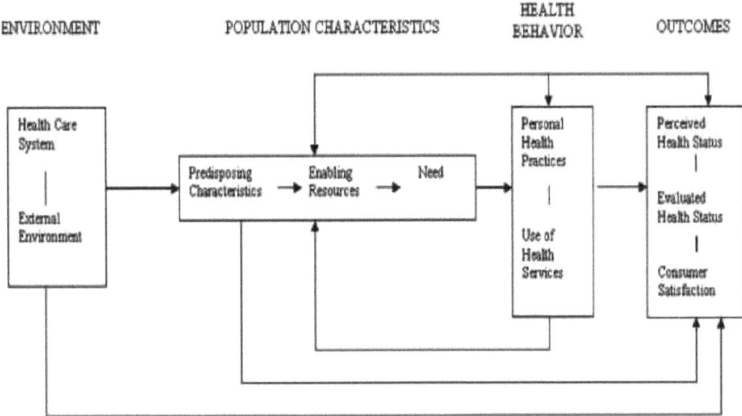

Figure 1. Cadre d'Andersen et Newman sur les services et l'utilisation de la santé

L'accès et l'utilisation des services de santé par un individu sont considérés comme une fonction de trois caractéristiques :

1) **Facteurs prédisposants** : Les caractéristiques socioculturelles des individus qui existent avant leur maladie et qui comprennent : a) la *structure sociale* : l'éducation, la profession, l'origine ethnique, les réseaux sociaux, les interactions sociales et la culture ; b) les *croyances en matière de santé* : les attitudes, les valeurs et les connaissances des personnes concernant le système de soins de santé ; et c) la *démographie* : l'âge et le sexe.

2) **Facteurs favorables** : Les aspects logistiques de l'obtention de soins tels que a) *Personnel/Famille* : Les moyens et le savoir-faire pour accéder aux services de santé, les revenus, l'assurance maladie, une source régulière de soins, les déplacements, l'étendue et la qualité des relations sociales ; b) La communauté : Le personnel et les installations de santé disponibles, et le temps d'attente ; et c) Les *ajouts éventuels* : Les facteurs génétiques et les caractéristiques psychologiques.

3) **Facteurs de besoin** : La cause la plus immédiate de l'utilisation des services de santé, à partir des problèmes fonctionnels et de santé qui génèrent le besoin de services de santé.

Le besoin perçu aidera à mieux comprendre la recherche de soins et l'adhésion à un régime médical, tandis que le besoin évalué sera plus étroitement lié au type et à la quantité de traitement qui sera fourni après qu'un patient se soit présenté à un prestataire de soins médicaux (Andersen, 1995). Plus précisément, a) *Besoin perçu* : La façon dont les gens perçoivent leur propre état de santé général et leur état fonctionnel, ainsi que la façon dont ils ressentent les symptômes de la maladie, la douleur et les inquiétudes concernant leur santé, et s'ils jugent que leurs problèmes sont suffisamment importants et importants pour demander une aide professionnelle ; et b) Le *besoin évalué* : Représente le jugement professionnel sur l'état de santé des personnes et leur besoin de soins médicaux (Andersen, 1995).

Cadre conceptuel

Cette étude s'efforce de présenter des preuves sur les efforts déployés par les PA pour se faire soigner et sur les facteurs qui influent sur l'accès aux services de santé et leur prestation. La recherche rapide de soins de santé est essentielle pour une prise en charge appropriée. Ainsi, la compréhension des déterminants du comportement de recherche de soins de santé devient essentielle pour fournir des services orientés vers le client. Il est donc important de comprendre le comportement de recherche de santé si l'on veut que les programmes de santé destinés aux peuples indigènes soient efficaces.

En outre, il s'agit de faire la lumière sur les services de santé que les PA souhaitent, les sources de soins qu'ils préfèrent et les mécanismes de prestation de services qui ont le plus de chances de favoriser ou de nuire à l'amélioration de la capacité des PA à protéger leur santé. Elle peut aider les décideurs politiques, les gestionnaires de programmes et les prestataires de services à comprendre la nature des problèmes de santé et des préoccupations des populations autochtones dans un cadre holistique et interdépendant.

Quatre variables principales ont été utilisées pour explorer les problèmes de santé affectant les PA : (1) les caractéristiques sociodémographiques telles que l'âge, le sexe, l'état civil, l'éducation, l'origine ethnique, la religion, la profession, la taille du ménage et le revenu mensuel brut de la famille ; (2) les facteurs affectant l'accès aux soins de santé tels que les contraintes de temps, les barrières socioculturelles et linguistiques, le manque de connaissances et de sensibilisation, les considérations financières, la distance géographique et le transport ; (3) les comportements en matière de santé tels que les croyances en matière de santé, les pratiques de santé personnelles, la gravité perçue de la maladie, la nécessité perçue d'un traitement, la perception de la prestation des soins de santé et la perception des installations et du personnel de santé ; et (4) la prestation des services de santé tels que l'adéquation, l'utilisation et la satisfaction des soins médicaux, la santé maternelle et infantile, les soins dentaires, le planning familial, la nutrition, l'hygiène du milieu et l'assainissement, la lutte contre les infections respiratoires aiguës, la tuberculose et la lèpre, la disponibilité d'autres services de santé.

Cet article part du principe que les caractéristiques des populations autochtones et leur accès aux soins de santé peuvent avoir un impact sur leurs comportements en matière de santé. Le comportement de recherche de santé, à son tour, peut affecter la prestation et l'utilisation des services de santé (Figure 2).

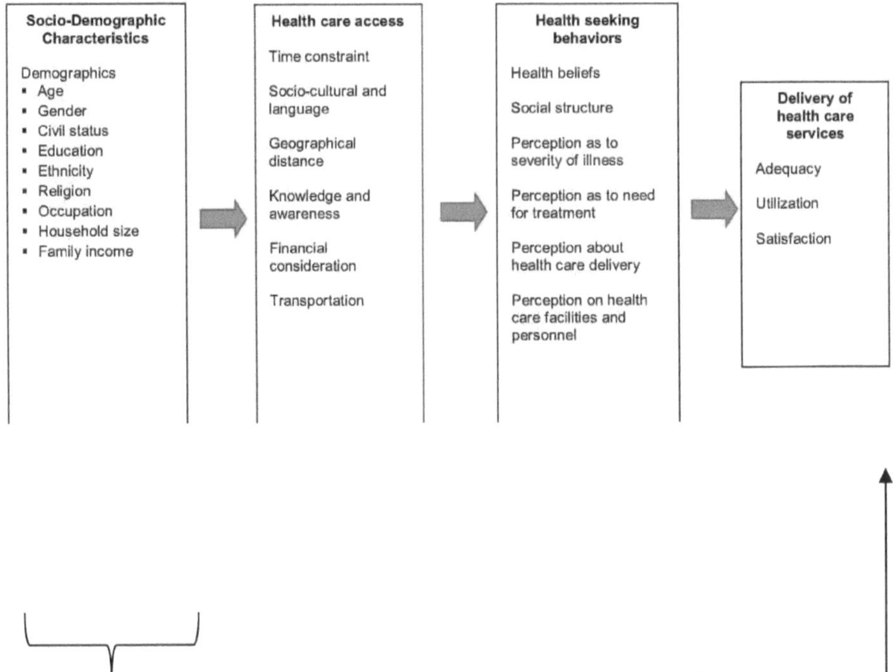

Figure 2.   Paradigme de recherche

Objectifs de l'étude

L'objectif principal de cette étude était de mieux comprendre les modèles d'utilisation des services de santé parmi les PA d'Ilocos Sur. Il s'agissait de décrire et d'analyser l'interaction entre les caractéristiques sociodémographiques, les comportements de recherche de santé et les obstacles à l'accès aux soins dans l'utilisation des services de santé disponibles.

Plus précisément, les objectifs étaient les suivants

1.   Décrivez leurs caractéristiques socio-démographiques.

2.   Évaluez leurs comportements en matière de recherche de santé.

3.   Déterminer les obstacles affectant leur accès aux services de santé.

4.   Évaluer le niveau d'adéquation, d'utilisation et de satisfaction de la prestation des services de santé en fonction des éléments suivants :

a.   les soins médicaux ;

b.   la santé maternelle et infantile ;

c.   programme de soins dentaires ;

d.   les programmes de planning familial ;

e.   le programme de nutrition

f.   l'environnement, la santé et l'assainissement.

5.   Déterminer la relation entre les caractéristiques socio-démographiques et les obstacles à l'accès aux soins de santé.

6. Déterminer la relation entre les caractéristiques sociodémographiques et le -comportement de recherche de la santé.

7. Déterminer la relation entre les obstacles à l'accès aux soins et le comportement de recherche de la santé.

8. Déterminer la relation entre les obstacles à l'accès aux soins de santé et la prestation des services de santé.

9. Déterminer la relation entre le comportement de recherche de la santé et la prestation des services de santé.

Hypothèses

Cette étude a été guidée par les hypothèses suivantes :

1. Il existe une relation significative entre les caractéristiques socio-démographiques et les barrières à l'accès aux soins.

2. Il existe une relation significative entre les caractéristiques socio-démographiques et le comportement de recherche de santé.

3. Il existe une relation significative entre les obstacles à l'accès aux soins et le comportement de recherche de santé.

4. Il existe une relation significative entre les obstacles à l'accès aux soins de santé et la prestation des services de santé.

5. Il existe une relation significative entre le comportement de recherche de santé et la prestation de services de santé.

Champ d'application et délimitation

L'étude a été limitée aux communautés culturelles indigènes d'Alilem et de Lidlida, Ilocos Sur, qui comprennent les Tingguiens, les Kankanaeys et les Bagos. D'autre part, le personnel de santé de la RHU a servi d'informateurs clés pour les entretiens. L'extrapolation de l'échantillon à la population a été un défi en raison du nombre limité d'échantillons prélevés. Cependant, les chercheurs ont minimisé ce problème en catégorisant strictement l'échantillon de la population comme représentatif des ménages englobant les caractéristiques et les variables les plus importantes à étudier.

Quatre variables principales ont été explorées dans le cadre de cette étude afin de mieux comprendre les modes d'utilisation des soins de santé par les populations autochtones. L'étude s'est concentrée sur les caractéristiques sociodémographiques, l'accès aux soins, les comportements de recherche de la santé et la prestation des services de santé.

Des données quantitatives (scores moyens de Likert) et qualitatives (thèmes) ont été recueillies et utilisées. Les données quantitatives ont été recueillies à l'aide d'un questionnaire structuré, traduit en Ilokano et retraduit en anglais. Les données qualitatives ont été recueillies par le biais de discussions de groupe à l'aide d'un questionnaire guide.

Importance de l'étude

L'étude serait importante pour les bénéficiaires cibles suivants :

Ministère de la santé. Les résultats de l'étude peuvent être utilisés pour formuler des politiques visant à répondre aux besoins de santé et aux obstacles à l'accès aux soins des PA. Ils peuvent servir d'impulsion pour faciliter leurs comportements de recherche de santé en mettant en œuvre des programmes de santé adaptés à leur culture. Ceci afin de garantir que chaque citoyen ait une chance égale d'accéder aux services de santé et que personne ne soit laissé de côté et marginalisé, dans un esprit de justice sociale et d'équité.

les unités de gouvernement local (UGL). Les résultats de l'étude peuvent sensibiliser les chefs d'exécutif locaux à la situation réelle des PA en matière d'accès aux services de santé et les guider dans l'allocation du budget pour soutenir les programmes de santé qui peuvent grandement bénéficier aux PA.

les professionnels de la santé. Les résultats de l'étude peuvent servir de tremplin à l'élaboration de plans stratégiques visant à améliorer l'accès et l'utilisation des soins de santé parmi les populations autochtones. Ils peuvent s'engager directement dans la défense de la santé en travaillant en étroite collaboration avec les décideurs politiques à l'identification et à la formulation de politiques de santé urgentes pour les PA, qui aboutiraient à des soins de qualité optimale.

Les peuples indigènes. Pour que le groupe minoritaire soit habilité à participer sur un pied d'égalité au débat et à la prise de décision concernant sa santé, dans le but d'éliminer ou de réduire au minimum les obstacles à l'accès aux soins.

Futurs chercheurs. Les résultats de l'étude peuvent servir de base de données et de référence pour mieux comprendre les besoins et les problèmes de santé des populations autochtones. Elle peut servir de référence dans la poursuite d'autres études sur la conception de programmes de santé efficaces pour les PA.

Définition des termes

Pour permettre une meilleure compréhension des termes utilisés, les définitions suivantes ont été adaptées de l'étude de Callo et al. (2011) sur le profil, les comportements de recherche de santé et l'accès aux soins de santé primaires des Isnegs de Dumalneg, Ilocos Norte.

L'âge. Il s'agit de l'âge des peuples autochtones, à savoir 18 ans et plus, car ce sont eux qui connaissent et comprennent le mieux leur culture.

Bago. Il s'agit des peuples indigènes vivant à Alilem, Ilocos Sur.

L'état civil. Il s'agit de savoir si le répondant est célibataire, marié, veuf/veuve ou séparé.

Éducation. Il s'agit du plus haut niveau d'éducation formelle que le répondant a atteint.

Le genre. Il est utilisé pour définir le sexe des autochtones, qu'il soit masculin ou féminin.

Croyances en matière de santé. Il s'agit des croyances des peuples autochtones en matière de soins de santé, qui sont généralement fondées sur leur culture quant à la manière de traiter les maladies.

Soins de santé. Il s'agit des services de soins de santé primaires disponibles à l'UHR.

Accès aux soins de santé. Il s'agit du processus par lequel les populations autochtones accèdent et utilisent les soins de santé primaires.

Comportement de recherche de la santé. Il s'agit du comportement des populations autochtones en matière d'accès aux soins de santé primaires.

Taille du ménage. Il s'agit du nombre de membres de la famille vivant dans une maison.

Les peuples indigènes. Il s'agit des Bagos, des Kankanaeys et des Tingguians d'Ilocos Sur.

Kankanaey. Il s'agit des peuples indigènes vivant à Alilem, Ilocos Sur.

Profession. Il s'agit de la nature du travail par lequel le répondant gagne sa vie.

Besoin perçu de traitement. Il s'agit des facteurs qui incitent ou obligent les populations autochtones à recourir aux services de santé.

Gravité perçue de la maladie. Il s'agit de la gravité de la maladie qui incite les populations autochtones à recourir aux services de santé.

Pratique de santé personnelle. Il s'agit du processus de recherche de services de santé dans lequel les peuples indigènes demandent d'abord la permission avant de bénéficier et d'utiliser les services de santé.

Religion. Il s'agit de la religion à laquelle les répondants sont affiliés.

Caractéristiques sociodémographiques. Il s'agit de l'âge, du sexe, de l'état civil, de l'éducation, de l'origine ethnique, de la religion, de la profession, de la taille du ménage et du revenu familial.

Tingguiens. Il s'agit des peuples indigènes vivant à Lidlida, Ilocos Sur.

Peuples indigènes des Philippines

Les Philippines sont composées de divers peuples aux cultures, langues et traditions distinctes. Il existe 114 groupes ethnolinguistiques répartis de manière aléatoire dans l'archipel. Des données non datées de la Commission nationale des peuples indigènes (NCIP) identifient 95 tribus indigènes, à l'exclusion des groupes musulmans, dans 14 régions du pays.

Le gouvernement a mis en place la loi sur les droits des peuples autochtones (IPRA) en 1997, qui visait à alléger le sort de ces communautés culturelles autochtones (ICC) en les rétablissant dans leurs droits. La loi de la République n° 8371 est l'incarnation des droits et aspirations des peuples indigènes qui sont les suivants : a) droit aux domaines ancestraux/terres ancestrales, b) droit à l'autogestion et à l'autonomisation, c) justice sociale et droits de l'homme, et d) intégrité culturelle.

La loi IPRA a également conduit à la création du NCIP en tant que principal organisme gouvernemental chargé de la formulation et de la mise en œuvre des politiques, plans et programmes visant à promouvoir et à protéger les droits et le bien-être des peuples autochtones et de leurs domaines ancestraux ainsi que leurs droits sur ceux-ci (Banque asiatique de développement [ADB], 2002). En termes de services de base, les ICC/IP ont droit à des mesures spéciales pour l'amélioration immédiate, effective et continue de leurs conditions économiques et sociales, notamment dans les domaines de l'emploi, de la formation et du recyclage professionnels, du logement, de l'assainissement, de la santé et de la sécurité sociale. Une attention particulière est accordée aux droits et aux besoins spécifiques des femmes, des personnes âgées, des jeunes, des enfants et des personnes handicapées autochtones. En conséquence, l'État doit garantir le droit des ICC/IP aux services de base du gouvernement, qui comprennent, sans s'y limiter, l'eau et les installations électriques, l'éducation, la santé et les infrastructures (www.chanrobles.com).

Récemment, le ministère de la Santé a publié la politique ministérielle n° 142, qui prévoit la mise à disposition de ressources pour répondre aux préoccupations des populations autochtones. En outre, le ministère a créé un groupe de travail technique national pour un programme de développement de la santé des peuples indigènes. Une autre initiative digne d'intérêt est la création du projet de développement de la santé des peuples autochtones - Partenariats, qui prévoit l'octroi de subventions pour le renforcement des capacités et les projets communautaires des ONG locales et des organisations populaires en partenariat avec les communautés des peuples autochtones. Les projets comprennent le développement de systèmes d'approvisionnement en eau, la nutrition, la formation au développement communautaire, l'assainissement de la santé environnementale, ainsi que la prévention et le contrôle des maladies endémiques locales. Le ministère de la santé se concentre sur la formation d'agents de santé bénévoles issus des communautés, en mettant l'accent sur leur rôle de mobilisateurs communautaires, de prestataires de services de santé et de facilitateurs de l'apprentissage de la santé ; sur le plaidoyer et la promotion de stratégies de santé efficaces qui bénéficient directement aux populations autochtones ; et sur des ateliers de planification stratégique de la santé pour les populations autochtones.

Le terme " peuple autochtone des Philippines " désigne un groupe de personnes ou de sociétés homogènes identifiées par l'auto-identification et l'attribution par d'autres, qui ont continuellement vécu en tant que communauté organisée sur un territoire délimité et défini par la communauté, et qui, en vertu de revendications de propriété depuis des temps immémoriaux, ont occupé, qui, en vertu de revendications de propriété depuis des temps immémoriaux, ont occupé, possédé et utilisé ces territoires, partageant des liens communs de langue, de coutumes, de traditions et d'autres traits culturels distinctifs, ou qui, par leur résistance aux incursions politiques, sociales et culturelles de la colonisation, aux religions et aux cultures non indigènes, se sont historiquement différenciées de la majorité des Philippins. Les communautés culturelles indigènes comprennent également les peuples qui sont considérés comme indigènes en raison de leur descendance des populations qui habitaient le pays, au moment de la conquête ou de la colonisation, ou au moment des incursions de religions et de cultures non indigènes, ou de l'établissement des frontières actuelles de l'Etat, qui conservent tout ou partie de leurs propres institutions sociales, économiques, culturelles et politiques, mais qui peuvent avoir été déplacés de leurs domaines traditionnels ou qui se sont réinstallés en dehors de leurs domaines ancestraux (Sec. 3, RA 8371).

Comme le cite le discours d'Atty. Evelyn S. Dunuan *pour la Consultation régionale asiatique sur la réduction de la pauvreté de 2001, prononcé à la Banque asiatique de développement,* le terme "peuples indigènes" nous désigne, nous, les plus de 12 millions de descendants des premiers habitants de cet archipel qui ont réussi, d'une manière ou d'une autre, à résister à des siècles de colonisation et, ce faisant, ont conservé leurs propres coutumes, traditions et modes de vie. Nos ancêtres étaient autrefois les seuls habitants de ces îles et, en tant que tels, ils présentaient déjà les attributs d'un État indépendant, à savoir : un peuple, un territoire, un gouvernement (grâce à leurs coutumes et traditions et aux institutions sociopolitiques indigènes) et une souveraineté (car il s'agissait de communautés libres et indépendantes). Plus tard, lorsqu'ils ont résisté à la colonisation espagnole et refusé d'être soumis, ils ont été qualifiés d'infidèles, de païens et de sauvages.

Communautés tribales de la région I

Les zones des hautes terres sont peuplées de différentes communautés tribales qui partagent des coutumes et des traditions distinctes. Les communautés tribales dominent et peuplent les municipalités tribales. Les membres culturels de la Région I ont différents groupements.

En général, les tribus les plus communes vivant dans l'Ilocos Norte sont les Tingguians, les Isnegs et les Kankana-eys ; dans l'Ilocos Sur, ce sont les Tingguians, les Kankanaeys et les Bagos ; dans La Union, ce sont les Kankanaeys, les Ibalois et les Bagos ; et dans le Pangasinan, ce sont les Kalanguyas, les Bagos, les Iwak, les Kankanaeys et les Ibalois (Situationer of the Cultural Communities of Region I, NCIP, 22 septembre 2010).

Tingguiens. Il est dérivé du terme Tingue, qui signifie "montagnards". Il désigne "le peuple des montagnes ou des collines". Itneg est le nom donné aux Tingguiens dans le dialecte Ilocano (ou Samtoy). Selon une interprétation, il est dérivé de "itiuneg", qui signifie littéralement "l'intérieur". Ce sont les habitants indigènes d'Abra. Beaucoup d'entre eux, en raison du commerce, des mariages, de la peur des autres tribus et des conversions, se sont répandus dans l'est de l'Ilocos Norte et dans les franges nord de l'Ilocos Sur.

Casino, (1982) a mentionné que "Itneg" est le nom que le peuple Itneg s'est donné et qu'il est dérivé de la rivière Tineg, où la plupart des membres de ce groupe ethnique se sont installés à l'origine. Le nom "tingguian" est le mot Ilocano pour les alpinistes, et il est dérivé de l'ancien mot philippin et malais *tinggi*, une colline ou une montagne. Il a également mentionné que le tingguian est un Ilocano de montagne, une section du groupe ethnique Ilocano original qui a échappé à l'hispanisation et à la conversion au christianisme en se retirant dans les collines.

Deux types de Tingguian sont apparus : les *indayas* ou les Itneg des hauts plateaux (montagnes) et les *inilauds* ou les Itneg des bas plateaux (vallées). Les Tingguiens de la vallée se sont complètement acculturés et sont maintenant comme les Ilocanos qui s'efforcent d'améliorer leur culture. Les Tingguiens de la montagne ont plus ou moins conservé le mode de vie primitif de leur tribu, c'est pourquoi ils offrent une image plus authentique des Tingguiens avant la colonisation espagnole (Alba, 1986). Les Tingguiens de montagne sont répartis dans des zones peu peuplées dans les hautes terres du nord et de l'est de l'Abra.

Les différents groupes Itneg ont leurs propres marques régulières. Les Banaos ont fait leur réputation dans l'agriculture, tirant leur subsistance de ce que le sol leur rapporte. Les Masadi-its ont une existence nomade, ils sont les kaingineros ou les agriculteurs sur brûlis de la tribu. Les Maengs sont les éleveurs et leur survie dépend de ce que leurs troupeaux peuvent rapporter. Les Mabacas sont les chasseurs de gibier et les pêcheurs. Les Balatocs sont d'habiles artisans qui taillent des mortiers, meulent des pierres, moulent des bobs et d'autres outils similaires. Les Binongans aiment jouer de la guitare et des instruments de musique au lieu de travailler dans les fermes ou de gagner leur vie.

L'étude de Feraren (1996) montre comment les Tingguiens d'Abra évoluent avec leurs dialectes, leur patrimoine littéraire, leur culture et leurs institutions sociales qui reflètent leur vie populaire. Bagioan (2005) a mentionné que les rituels de guérison par le biais du médium spirituel par les Tingguians d'Abra doivent être remis en question ou mieux dit vérifiés.

Kankanaeys. Les Kankanaeys, comme la plupart des groupes ethniques Igorot, ont construit des terrasses en pente pour maximiser l'espace agricole dans le train accidenté des Cordillères. Les Kankanaeys se sont installés et sont restés dans cette région principalement en raison de son potentiel agricole. Les femmes s'adonnent au tissage noir et produisent des couvertures, des tapis et des paniers indigènes. Les hommes s'adonnent au tressage de paniers en bambou, à l'artisanat du bois, à la poterie et à la fabrication de meubles. En outre, leur parenté est structurée de manière bilatérale, ce qui signifie que l'enfant est apparenté plus ou moins également à la lignée maternelle et paternelle. Leur domaine comprend la province occidentale des montagnes, le nord de Benguet, le sud-est d'Ilocos Sur (plus précisément les municipalités intérieures du 2e district) et d'autres endroits.

Bagos. Il s'agit du peuple autochtone le plus dominant de la région en termes de population, avec un total de 41 967 personnes (Bureau NCIP-Région I). Les Bagos sont d'abord identifiés dans la municipalité de Pugo, au sud-est de La Union. Ce sont les habitants de la tribu des collines dans les régions frontalières entre les montagnes de l'Ilocos et de la Cordillère qui sont le résultat de mariages mixtes ainsi que le produit du commerce entre les tribus des montagnes de la Cordillère et les Ilocano des plaines. Ils ont développé leur propre culture et leur propre dialecte, qui les distinguent des tribus voisines et des autres groupes ethniques adjacents. Les Bagos ont leur propre culture qui a persisté jusqu'à aujourd'hui malgré les incursions de l'influence occidentale et de la soi-disant modernisation. Elles sont préservées malgré l'influence des frères des basses terres. Les principales pratiques rituelles et croyances sont quelque peu apparentées à celles des Kankanaey du nord, d'où l'idée que ce peuple était des migrants en raison du commerce avec la province occidentale des montagnes. La langue est un mélange de Kankanaey du nord avec une infusion de dialectes des basses terres. Les Bagos ont quelques pratiques médicales populaires qui persistent jusqu'à présent. Cependant, ajoute-t-il, certaines s'estompent lentement ou ne sont pas protégées en raison de l'ignorance ou du manque de croyance de la jeune génération ou simplement parce qu'elles ne sont pas transmises aux générations suivantes (Austin, 2003).

Comportement de recherche de la santé

Selon Shaikh et Hatcher (2004), "pour qu'un service de santé fonctionne, il doit partir des besoins des utilisateurs". En tant que tel, nous devons comprendre les moteurs du comportement de recherche de santé de la population autochtone dans un système de soins de santé de plus en plus pluraliste, afin de pouvoir élaborer une politique rationnelle et fournir des services efficients, efficaces, acceptables, rentables, abordables et accessibles.

Le comportement de recherche de santé ou de soins a été défini comme toute action entreprise par des individus qui se perçoivent comme ayant un problème de santé ou comme étant malades dans le but de trouver un remède approprié (Ward, Mertens & Thomas, 1996). Le comportement de recherche de la santé doit être distingué du concept plus large de *comportement de santé* défini par Kasl et Cobb (1966) comme toute activité entreprise par des individus qui se considèrent en bonne santé dans le but de prévenir la maladie ou de la détecter à un stade asymptomatique. Les comportements de santé sont les activités entreprises par des personnes en bonne santé qui ont un impact sur leur état de santé. Cette classification comprend des activités telles que la recherche d'informations sur les questions de santé, les visites chez le médecin, la clinique ou le dentiste pour des bilans de santé, des traitements prophylactiques ou des vaccinations, la pratique de l'exercice physique et de bonnes habitudes alimentaires, le port de la ceinture de sécurité, la pratique du "sexe sans risque", l'auto-examen périodique des seins ou des testicules et la consommation modérée d'alcool. Kasl et Cobb (1966) distinguent les comportements de santé des comportements de maladie (par exemple, la recherche d'un diagnostic) et des comportements de rôle de malade (par exemple, l'adhésion à un régime médical une fois le diagnostic posé).

Les études sur les comportements de recherche de santé utilisent couramment des éléments issus de différents modèles. Si les combinaisons d'éléments issus de différents modèles peuvent être intéressantes, et même conduire à des avancées dans les modèles, l'utilisation éclectique de tels éléments sans cadre théorique ne peut être l'objectif de la recherche sur les comportements de recherche de santé. L'énumération de différents facteurs sans les intégrer dans un concept général qui ne les relie pas logiquement ne contribue pas beaucoup à la compréhension du comportement (Muela, Muela, & Nyamongo, 2003).

Obstacles à l'accès aux soins de santé

Les peuples indigènes rencontrent des obstacles importants pour recevoir des services de santé et n'ont pas accès aux services dont ils ont besoin pour se protéger des maladies et des handicaps. Selon Gould et al (2002), il existe trois types d'obstacles qui empêchent les PA d'utiliser les services de santé pour leurs problèmes de santé. Ces obstacles comprennent les obstacles structurels, les obstacles liés aux perceptions des problèmes émotionnels et les obstacles liés aux perceptions des services de santé mentale.

Premièrement, les barrières structurelles comprennent : a) l'ignorance de la disponibilité du service, b) les problèmes de transport, c) les contraintes de temps et d) les objections de la famille. Deuxièmement, les obstacles liés à la perception des problèmes émotionnels comprennent des facteurs tels que : a) ils croient qu'"ils n'ont pas de problème", b) "leurs problèmes ne sont pas graves", c) les problèmes sont dus à leurs propres erreurs, et d) personne ne peut les aider à résoudre leurs problèmes. Troisièmement, les obstacles liés à la perception des services de soins de santé primaires comprennent : (a) les questions de confidentialité, (b) les perceptions de leur famille, et (c) le manque de confiance dans le service fourni. La stigmatisation et les attitudes négatives à l'égard de la recherche d'aide auprès de professionnels sont d'autres obstacles à l'utilisation des services de soins primaires. En outre, les expériences passées de recherche d'aide qui se sont avérées inutiles contribuent également à l'attitude négative envers le comportement de recherche d'aide. Il s'agit notamment d'expériences où ils n'ont pas été entendus ou où leurs problèmes n'ont pas été pris au sérieux par les prestataires de soins. En outre, la crainte de rompre la confidentialité contribue également à une attitude négative envers les services de soins de santé primaires. Outre l'inaccessibilité, les services de santé publique peuvent ne pas atteindre les communautés culturelles indigènes en raison d'une discrimination active.

Il est essentiel de fournir des services de santé de meilleure qualité et plus accessibles. Cependant, selon l'OMS, un certain nombre d'obstacles financiers et non financiers peuvent retarder ou empêcher les ménages pauvres de se faire soigner. Il s'agit notamment de l'accès ou de la distance géographique, des obstacles financiers, des barrières socioculturelles, linguistiques et ethniques, ainsi que du manque de connaissances et de sensibilisation, qui peuvent ensemble entraîner une faible demande et un faible recours aux services, notamment de la part des populations autochtones.

La distance géographique. La distance et les longs trajets vers les établissements de santé restent des obstacles majeurs à l'accès dans de nombreuses communautés rurales des Philippines. Une étude de Wong et de ses collègues (1987) sur la demande de soins prénatals chez les femmes enceintes à Cebu a révélé que les services de santé étaient moins accessibles aux femmes rurales qu'aux femmes urbaines. L'étude a montré que les femmes rurales devaient faire face à des temps de déplacement beaucoup plus longs que les femmes vivant dans les zones urbaines et que les frais de déplacement dans les zones rurales étaient presque le double de ceux des zones urbaines.

Obstacles financiers. De nombreuses études ont établi que l'incidence la plus élevée de la pauvreté se produit dans les régions peuplées de PA. Selon le Rapport mondial sur le développement humain 2004, les PA sont également plus susceptibles d'être pauvres que les peuples non autochtones, et les dépenses publiques dans les services sociaux de base "sont systématiquement discriminatoires à l'égard des minorités et des peuples autochtones" dans de nombreux pays, de sorte que l'accès aux services de santé et aux médicaments est limité dans les communautés autochtones. Dans une étude menée dans le nord de Mindanao, à Caraga et dans la région autonome du Mindanao musulman, plus de 80% des femmes ont cité le manque d'argent pour le traitement des maladies comme étant le problème le plus grave pour obtenir des services de santé (NSO & ORC Macro, 2004).

Dans leurs premières études, Foster et Anderson (1980) ont noté que la sous-utilisation des services de santé modernes est rarement due à l'influence des croyances locales ou à une aversion pour la médecine occidentale, mais dépend plutôt du coût et de la disponibilité de ces services. Selon le Bureau régional de l'OMS pour le Pacifique occidental (2007), même lorsque les services de santé sont disponibles, le coût de la recherche de soins peut retarder ou empêcher les ménages pauvres d'y accéder. Le coût de la recherche de soins peut être considéré comme comprenant des coûts directs (tels que les frais d'utilisation), des coûts indirects (tels que les coûts de transport) et des coûts d'opportunité (tels que les bas salaires). Le coût d'opportunité de la recherche de soins est également relativement plus élevé pour les ménages pauvres que pour les ménages plus riches. Cela s'explique par le fait que les pauvres tirent souvent un revenu direct de leur travail.

Barrières socioculturelles, linguistiques et liées à l'appartenance ethnique. Selon le bureau régional de l'OMS pour la région du Pacifique occidental, les minorités ethniques et autres groupes marginalisés peuvent être confrontés à des obstacles particuliers lorsqu'ils cherchent à obtenir des soins de santé dans la région. Une étude de l'ADB (2001) a révélé que les prestataires de soins de santé peuvent ne pas être réceptifs aux besoins des minorités ethniques ou ne pas les comprendre. Les tabous et les idées fausses sur les croyances et les pratiques en matière de santé peuvent présenter des risques pour la santé. Par exemple, le gouvernement local d'Oriental Mindoro, aux Philippines, cite certaines croyances et pratiques des Mangyans (Bureau provincial de la santé, Province d'Oriental Mindoro, 2005). Les Mangyans font une distinction entre les maladies pour lesquelles il existe une explication naturelle évidente, et les maladies pour lesquelles, selon eux, il n'existe pas d'explication naturelle et qui, selon eux, sont causées par des esprits maléfiques. Dans la première catégorie, on trouve les coupures, les brûlures, les contusions, les éraflures, les douleurs musculaires et des épaules dues au port de charges lourdes et aux longues randonnées. La deuxième catégorie comprend la grippe, la rougeole, les maladies de la peau, la diarrhée, la dysenterie, la toux, le rhume et la fièvre, les rhumatismes, les entorses et les fractures. En ce qui concerne les soins natals, les accoucheuses traditionnelles sont préférées aux sages-femmes, aux infirmières et aux médecins car elles touchent rarement les parties du corps. Les maris assistent à l'accouchement de leurs femmes. Des bâtons de bambou sont utilisés pour couper le cordon de leurs bébés. La plupart d'entre eux n'enregistrent pas la naissance et la mort de leurs bébés. Les Mangyans ne cherchent pas à obtenir des soins prénataux et postnataux auprès d'agents de santé ou d'accoucheurs qualifiés.

Manque de connaissances et de sensibilisation. Les niveaux généralement plus faibles de connaissances et de sensibilisation en matière de santé parmi les groupes pauvres et marginalisés peuvent entraîner une faible demande de services de santé. Le DOH admet que la connaissance insuffisante des services existants, l'irrégularité et l'insuffisance des prestataires de services et des fournitures médicales découragent les populations autochtones d'utiliser ces services (DOH, 2004). Les informations sur la santé peuvent ne pas atteindre les populations pauvres et marginalisées pour diverses raisons, dont la distance physique aux centres de santé et la portée limitée dans de nombreuses régions (OMS, 1981).

Inégalités dans la qualité des soins. Même lorsque les familles pauvres parviennent à accéder aux établissements de santé, elles reçoivent souvent des soins de moindre qualité que leurs homologues non pauvres, car la qualité des soins dispensés par les établissements de santé desservant les populations pauvres et marginalisées est généralement inférieure à celle des établissements desservant les populations non pauvres (Wagstaff, 2002).

Une étude menée par la Banque mondiale aux Philippines a montré que la satisfaction concernant la qualité des soins dans les établissements de santé publique était la plus faible dans les établissements de soins de santé primaires, qui desservent généralement les populations pauvres. Dans ces établissements, les diagnostics étaient décrits comme médiocres, ce qui nécessitait des visites répétées, et les médicaments et fournitures étaient souvent en rupture de stock, en particulier dans les zones rurales. Le personnel des soins de santé primaires était perçu comme manquant de compétences médicales et humaines, les temps d'attente étaient longs, les horaires très peu pratiques et les installations délabrées (Banque mondiale, 2001).

Services de santé et systèmes de santé

Le DOH est l'agence principale pour la santé. Son principal mandat est de fournir une orientation politique nationale et de développer des plans nationaux, des normes techniques et des directives en matière de santé. La vision du DOH est d'être "le leader de la santé pour tous aux Philippines". Sa mission est de garantir une santé équitable, durable et de qualité pour tous les Philippins, en particulier les pauvres, et de mener la quête de l'excellence en matière de santé. Les objectifs du département de la santé sont conformes au cadre des systèmes de santé de l'OMS. L'objectif premier est d'améliorer la santé de l'ensemble de la population. Cela signifie que l'état de santé de la population doit être aussi bon que possible tout au long du cycle de vie. Le deuxième objectif est lié à la façon dont le système de santé répond aux attentes de la population et à sa satisfaction à l'égard des services qu'il fournit. Enfin, le troisième objectif est le financement équitable des soins de santé, car la santé et la maladie entraînent des coûts importants et imprévus qui peuvent conduire à la pauvreté pour de nombreuses personnes.

Compte tenu de la mission du ministère de la santé, qui consiste à garantir, en partenariat avec la population, l'équité, la qualité et l'accès aux soins de santé, à rendre les services disponibles, à sensibiliser la communauté, à mobiliser les ressources et à promouvoir les moyens d'améliorer la santé, il est important de disposer d'un système de prestation de soins de santé efficace. Le système de santé comprend tous les éléments clés de la prestation des services de santé. Il comprend la manière dont il est financé ou payé, la manière dont les services sont fournis, les services et les prestations fournis, la manière dont les différentes parties sont coordonnées, et les données et informations nécessaires pour qu'il fonctionne efficacement en tant que système. Il comprend des services fournis par des organisations publiques et privées (Public Health Nursing in the Philippines, 2007). Il peut être nécessaire de restructurer le système de prestation de soins de santé afin de diffuser les avantages des soins médicaux, en particulier dans les barangays ruraux. Cette mise en œuvre d'un programme actualisé de prestation de services de santé peut se faire tout d'abord en accélérant l'unité de santé rurale et l'hôpital de district (Dan et al., 2007).

Pour répondre à ces préoccupations, des réformes du système de santé du pays ont été instituées au cours des 30 dernières années : l'adoption des soins de santé primaires en 1979 ; l'intégration des services de santé publique et des services hospitaliers en 1983 (décret 851) ; la promulgation de la loi sur les produits génériques en 1988 (loi de la République 6675) ; la dévolution des services de santé aux UGL, conformément au code des collectivités locales de 1991 (loi de la République 7160) ; et la promulgation de la loi sur l'assurance maladie nationale de 1995 (loi de la République 7875). En 1999, le ministère de la Santé a lancé le programme de réforme du secteur de la santé, qui constitue un cadre politique et une stratégie majeurs visant à améliorer la manière dont les soins de santé sont dispensés, réglementés et financés (ministère de la Santé, 2005).

Système de prestation de soins de santé

Les systèmes de santé sont conçus pour répondre aux besoins de la population en matière de soins de santé. Il existe une grande variété de systèmes de santé dans le monde. Dans certains pays, la planification des systèmes de soins de santé est répartie entre les acteurs du marché, tandis que dans d'autres, la planification est faite de manière plus centralisée entre les gouvernements, les syndicats, les organisations caritatives, religieuses ou autres organismes coordonnés afin de fournir des services de soins de santé planifiés et ciblés sur les populations qu'ils servent. Cependant, la planification des soins de santé a souvent été évolutionnaire plutôt que révolutionnaire (Community Health Nursing Services in the Philippines, 2000).

Selon l'OMS, un bon système de santé fournit des services de qualité à tous les individus, quand et où ils en ont besoin. La configuration exacte des services varie d'un pays à l'autre, mais dans tous les cas, il faut un mécanisme de financement solide, une main-d'œuvre bien formée et correctement rémunérée, des informations fiables sur lesquelles fonder les décisions et les politiques, des installations bien entretenues et une logistique permettant de fournir des médicaments et des technologies de qualité (www.who.int/topics/health).

Le système philippin de prestation de soins de santé est un ensemble complexe d'organisations qui interagissent pour fournir un éventail de services de santé. Il est divisé en 3 niveaux : **Primaire** - à ce niveau se trouvent le poste sanitaire de Barangay (BHS), l'unité de santé rurale (hôpitaux communautaires, centres de santé), le praticien privé, le centre de puericulture ; **secondaire** - services de santé provinciaux/urbains, hôpital provincial/urbain ; et **tertiaire** - services de santé nationaux, centres médicaux, hôpitaux d'enseignement et de formation, services de santé régionaux, centres médicaux régionaux et hôpitaux de formation.

Les Philippines disposent d'un système de santé double, composé du secteur public, largement financé par un système de budgétisation basé sur l'impôt aux niveaux national et local et dans lequel les soins de santé sont généralement dispensés au point de service (bien que des frais d'utilisation socialisés aient été introduits ces dernières années pour certains types de services), et du secteur privé (composé de prestataires à but lucratif et non lucratif), largement orienté vers le marché et dans lequel les soins de santé sont payés par des frais d'utilisation au point de service. L'expansion de l'assurance maladie sociale au cours des dernières années et son émergence en tant que source majeure potentielle de financement de la santé auront un impact positif sur les pratiques des prestataires de santé des secteurs public et privé et sur le comportement de la population en matière de santé (DOH, 2005).

Installations et services de santé

Les soins de santé comprennent généralement les activités hospitalières, les activités des cabinets médicaux et dentaires et les autres activités de santé humaine. La dernière classe comprend toutes les activités de santé humaine qui ne sont pas exercées par les hôpitaux, les médecins ou les dentistes. Il s'agit des activités exercées par des infirmières, des sages-femmes, des physiothérapeutes ou sous leur supervision, des laboratoires scientifiques ou de diagnostic, des cliniques de pathologie, des foyers ou d'autres praticiens paramédicaux dans le domaine de l'optométrie, de l'hydrothérapie, du massage médical, de la thérapie par le yoga, de la musicothérapie, de l'ergothérapie, de l'orthophonie, de la podologie, de l'homéopathie, de la chiropractie, de l'acupuncture, etc.

Avec la dévolution des services de santé aux UGL en vertu du code de gouvernement local de 1991, la fragmentation des services est devenue évidente. La prestation de services est considérée comme "double", c'est-à-dire qu'elle relève à la fois du secteur public et du secteur privé. Le secteur public comporte des segments ou des ensembles de prestataires largement indépendants : 1) les prestataires du gouvernement national, qui comprennent, entre autres, les hôpitaux gérés par les agences gouvernementales nationales (hôpitaux du DOH et du ministère de la Défense nationale), les bureaux centraux et régionaux du DOH ; 2) les prestataires du gouvernement provincial, qui comprennent les hôpitaux provinciaux, les banques de sang provinciales et le bureau de santé provincial ; et 3) les prestataires du gouvernement local (municipal ou urbain), qui comprennent les unités de santé rurales (RHU), les centres de santé urbains et les postes de santé de barangay. Chaque BHS est doté d'une sage-femme et chaque RHU d'un médecin, d'une infirmière et de sages-femmes (Philippine Health Social Science Association [PHSSA], 2003).

Divers établissements de santé répondent aux besoins sanitaires des Philippins. Le nombre total d'hôpitaux, tant publics que privés, est passé de 1 607 en 1980 à 1 738 en 2002. Le nombre de BHS a tendance à augmenter, passant de 9 184 en 1988 à 15 343 en 2002, tandis que le nombre d'UHR dans le pays a tendance à diminuer, passant de 1 962 en 1986 à 1 879 en 2001. La RCN compte le plus grand nombre d'UHR. En moyenne, chaque RHU dessert environ 41 000 personnes tandis que chaque BHS dessert environ 5 100 personnes. Chaque BHS est doté d'une sage-femme, et chaque RHU d'un médecin, d'une infirmière et de sages-femmes (PHSSA, 2003). En 2002, 3 021 médecins, 1 871 dentistes, 4 720 infirmières et 16 534 sages-femmes étaient employés par les UGL (FHSIS, 2002).

Les services de santé préventifs, y compris la vaccination, l'éducation sanitaire et nutritionnelle, le planning familial et les examens de routine, constituent le pilier des installations gouvernementales : ils représentent 63 % de l'ensemble des services, le traitement des accidents et maladies mineurs représente 30 % des services fournis par les installations primaires gouvernementales. Ce sont là des fonctions appropriées pour les établissements de santé primaires. Au moins deux questions doivent être abordées dans le contexte des installations primaires : comment améliorer la qualité des installations primaires gouvernementales pour permettre aux clients ayant un accès facile de les utiliser et comment encourager les installations secondaires et tertiaires à fournir les services spécialisés pour lesquels elles ont été créées. En outre, le mécanisme d'aiguillage entre les différents établissements de santé et entre les UGL doit être renforcé (DOH, 2005).

Utilisation des services de santé

La littérature sur le concept d'accès laisse entendre qu'il devrait y avoir une validation externe de l'effet des caractéristiques de la population à risque et du système de prestation sur l'entrée (ou la non-entrée) des personnes dans le système. Le niveau et la structure de l'utilisation réelle du système par la population est une mesure qui peut être utilisée pour tester la validité prédictive de ces indicateurs d'accès basés sur le système et les individus. L'utilisation des services de santé peut être caractérisée en termes de type, de site, d'objectif et d'intervalle de temps. Le **type d'utilisation fait référence** au type de service reçu et à la personne qui l'a fourni (hôpital, médecin, dentiste, pharmacien, etc.). Le **site** de la visite médicale fait référence à l'endroit où les soins ont été reçus, comme le cabinet du médecin, le service de consultation externe d'un hôpital, la salle d'urgence, etc. L'**intervalle de temps** d'une visite peut être exprimé en termes de mesures de contact, de volume ou de continuité.

Jusqu'à présent, la plupart des études empiriques et des théories traitant de l'utilisation des services de santé ont mis l'accent sur les caractéristiques individuelles, tandis qu'une attention moindre a été accordée à l'impact sociétal. L'utilisation des services de santé peut être considérée comme un type de comportement individuel. Les sciences du comportement ont tenté d'expliquer le comportement individuel comme une fonction des caractéristiques de l'individu lui-même, des caractéristiques de l'environnement dans lequel il vit, et/ou d'une certaine interaction de ces forces individuelles et sociétales (Moore).

Conception de la recherche

Cette étude est de type descriptif-corrélationnel. Elle était descriptive car elle explorait la cause des phénomènes existants. Elle décrit les caractéristiques sociodémographiques, les comportements en matière de santé, les obstacles à l'accès aux soins et le recours aux soins. Elle est corrélationnelle car elle explore les relations significatives entre les variables. L'étude a utilisé une méthode d'enquête impliquant les PE pour collecter des données quantitatives et des discussions de groupe impliquant les prestataires de soins de santé pour collecter des données qualitatives.

Lieu de l'étude

La province d'Ilocos Sur compte 632 256 habitants, selon le recensement de la population réalisé en 2010 par l'Office national des statistiques. Les cinq (5) principales municipalités où résident les ICC sont Cervantes, Suyo, Quirino, Salcedo et San Emilio, en raison de l'interaction de facteurs tels que la situation géographique, l'ancien domaine, la source de subsistance et la subsistance. Cependant, les ICC sélectionnés pour cette étude sont ceux qui vivent dans les municipalités d'Alilem et de Lidlida, Ilocos Sur.

Alilem est une municipalité de l'intérieur (hautes terres) située dans le deuxième district. Elle est délimitée à l'est par Tagudin, Ilocos Sur et Sudipen, La Union, au sud par Suyo, Ilocos Sur, au nord par Sugpon, Ilocos Sur et au sud-ouest par Cervantes, Ilocos Sur. Cette ville intérieure a une population de 5 millions d'habitants (principalement des Bagos et des Kankanaeys). Elle a une superficie de 83,4 km², en grande partie montagneuse, subdivisée en neuf barangays. En raison du terrain accidenté, cette municipalité n'est accessible qu'en jeepneys.

Lidlidda est une municipalité de 5e classe et est politiquement subdivisée en 11 barangays. Selon le recensement de 2000, elle compte une population de 4 022 personnes et 785 ménages. Les Tingguiens ont peuplé la municipalité de Lidlidda, située dans le deuxième district d'Ilocos Sur.

Population et échantillons

L'étude a inclus des ICC ethniquement et géographiquement diversifiés à Ilocos Sur pour augmenter la fiabilité des résultats ainsi que pour améliorer sa transférabilité. Cinq critères ont servi de base à la sélection des ICC retenus : 1) homogénéité des populations indigènes vivant dans la localité ; 2) communauté ayant des caractéristiques distinctes et des territoires définis ; 3) population importante en nombre ; 4) distance de la capitale provinciale et de son accessibilité et disponibilité des transports ; et 5) problèmes de sécurité.

Au total, 66 PA échantillonnés au hasard ont été inclus dans l'enquête. Il s'agissait des Bagos (8) et des Kankanaeys (22) vivant à Alilem et des Tingguians (36) vivant à Lidlida, Ilocos Sur. Un répondant est un représentant d'un seul ménage.

Vingt et un prestataires de soins travaillant dans les UHR d'Alilem (5 femmes et 4 hommes) et de Lidlida (12 femmes) ont été choisis à dessein pour cette étude. Ils ont servi d'informateurs clés au cours des discussions de groupe. La majorité des participants sont mariés et appartiennent aux communautés IP. Cinq des informateurs clés sont encore des volontaires.

Approbation éthique

Avant la réalisation effective de l'étude, l'équipe de recherche a demandé l'approbation éthique du comité d'examen éthique du R1HRDC. De plus, elle s'est conformée aux procédures et aux processus requis pour la délivrance de la **condition préalable de certification** et du **consentement libre et préalable en connaissance de cause (CLPC)**, comme le prescrit l'ordonnance administrative no 1, série de 2012 du NCIP, également connue sous le nom de Lignes directrices pour la documentation de la recherche sur les systèmes et pratiques de savoirs autochtones et les lois coutumières de 2012 (annexe A). La certification a été délivrée conformément à la section 8.12 des directives susmentionnées, sous réserve des conditions du protocole d'accord conclu et exécuté entre le chef de projet et les anciens des PA d'Alilem et de Lidlidda, Ilocos Sur. Le projet de recherche est en fait le premier à être mis en œuvre dans le pays (annexe A.2).

Le CLIP est une condition préalable à l'obtention de la certification. Le CLIP est le consensus de tous les membres de l'ICC/IP, déterminé conformément à leurs lois et pratiques coutumières respectives, libre de toute manipulation, interférence ou coercition extérieure, et obtenu après une divulgâtion complète de l'intention et de la portée du projet de recherche, dans une langue et un processus compréhensibles par la communauté. Le CLIP est donné par les ICC/IP concernés lors de la signature du protocole d'accord contenant les termes et conditions/exigences, les bénéfices ainsi que les pénalités des parties en accord comme base du consentement (AO No. 1, s. 2012).

Instrumentation et collecte de données

Avant la collecte des données, des lettres ont été envoyées aux responsables du NCIP, des LGU et des RHU, ainsi qu'aux chefs tribaux des conseils des anciens, avec des détails sur la date et le but de la visite et une demande de coopération. Le contact initial avec les PA a été facilité par le personnel du NCIP, qui était le principal point d'entrée dans la communauté.

Les données quantitatives ont été recueillies auprès des PE à l'aide d'un questionnaire d'enquête. Il s'agit d'une liste de contrôle comportant des questions fermées et ouvertes et comprenant quatre parties, à savoir : I- caractéristiques démographiques, II-comportements en matière de recherche de santé, III-obstacles à l'accès aux soins de santé, et IV- prestation de services de santé. Les items des parties I à III ont été adaptés du questionnaire utilisé dans l'étude *Profile, Health Seeking Behaviors, and Access to Primary Healthcare of Isnegs of Dumalneg, Ilocos Norte* par Callo et al. (2011) tandis que les items de la partie IV ont été adaptés de Dan et al. (2007) (Annexe B). La validité apparente de ces deux questionnaires structurés a été validée par un expert Iluko et a été traduite dans d'autres dialectes (Annexe C). Les questionnaires ont été auto-administrés si le répondant avait des capacités suffisantes. Dans le cas contraire, on a eu recours à un enquêteur assisté, avec des instructions standardisées lues par un enquêteur formé au répondant.

Les données qualitatives ont été recueillies auprès du personnel de santé de la RHU au moyen de discussions de groupe. Le premier groupe s'est déroulé à Lidlidda, Ilocos Sur, tandis que le second s'est déroulé à Alilem, Ilocos Sur. Le groupe a principalement utilisé le dialecte maternel Ilocano avec une inclusion de l'anglais et du tagalog. Le guide d'entretien a été adapté à partir de la thèse de maîtrise non publiée de Lucina (2009) sur la prestation de services de santé dans l'unité de santé rurale de Santa, Ilocos Sur. Le guide d'entretien modifié comprenait deux parties : Partie I - caractéristiques sociodémographiques, informations professionnelles et données liées au travail (nombre moyen de patients par jour, services médicaux fournis et fournitures et équipements médicaux utilisés) ; et Partie II - services de prestation de soins de santé de la RHU (Annexe D). Après la collecte et l'analyse des données, les chercheurs sont retournés dans les communautés culturelles indigènes pour présenter et valider les résultats de l'étude.

Outils d'analyse des données

Avant l'analyse, tous les questionnaires remplis ont été examinés pour vérifier leur exactitude. Des statistiques descriptives telles que les comptes de fréquence, les pourcentages et les moyennes ont été utilisées pour déterminer et analyser la répartition des réponses sur les caractéristiques sociodémographiques, les obstacles à l'accès aux soins, les comportements de recherche de santé et la prestation des services de santé. De même, l'analyse de corrélation r de Pearson a été utilisée pour trouver les relations significatives entre les variables.

L'étude a utilisé des échelles d'évaluation de Likert en 5 points conçues pour mesurer l'accord, l'adéquation, l'utilisation et la satisfaction des PA en matière de santé.

Échelle d'accord en termes de comportement de recherche de santé et d'obstacles à l'accès aux soins :   4.21-5.00Très d'   accord
3.41-4.20Agré
2.61-3.40Neutre
1.81-2.60Désaccord
1,00-1,80   Pas du tout   d'accord

Échelle d'adéquation en termes d'adéquation des services de santé (adoptée de Lucina, 2009) :

4.21-5.00Hautement   adéquat
3.41-4.20Modérément   adéquat
2,61-3,40Au niveau adéquat

1,81-2,60Modérément   inadéquat
1.00-1.80Très   insuffisant

Échelle d'utilisation en termes d'utilisation des services de santé (adoptée de Vicente, et. al, 2012) :
4.21-5.00Toujours
3,41-4,20 Très souvent
2.61-3.40Souvent
1.81-2.60Souvent
1,00-1,80Jamais

Échelle de satisfaction en termes de satisfaction sur les services de santé (adoptée de

Ragasa, 2012) :

    4.21-5.00Extrêmement   satisfaits
    3.41-4.20Très   satisfait
    2.61-3.40Moyennement   satisfaits
    1.81-2.60Peu de   satisfaction
    1.00-1.80 Pas du tout satisfaits

     La version 11.0 de Statistical Package for Social Sciences (SPSS) (SPSS Inc., Chicago, IL) a été utilisée.

utilisé et une valeur de $p < 0,05$ a été considérée comme statistiquement significative.

CHAPITRE IV : PRÉSENTATION, ANALYSE ET INTERPRÉTATION DES DONNÉES

Ce chapitre discute, analyse et présente les implications des données recueillies dans cette étude.

Caractéristiques sociodémographiques des PA selon la tribu

Les résultats des caractéristiques sociodémographiques des différentes tribus sont présentés dans l'annexe D.

Ethnicité. La majorité des répondants sont des Tingguiens (54,55%), suivis des Kankanaeys (33,33%) et enfin des Bagos (12,12%).

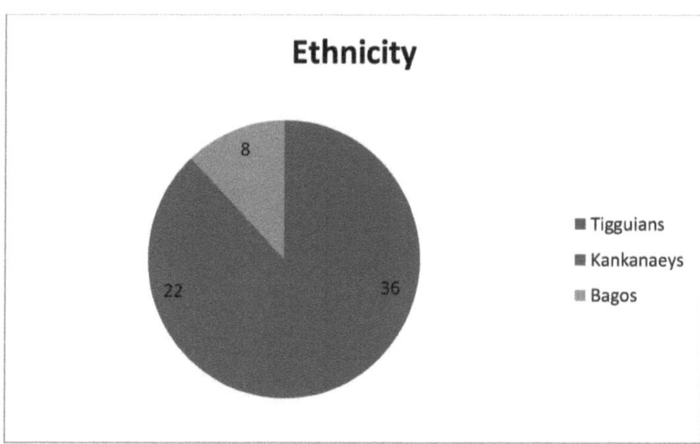

Figure 3. Ethnicité des PE

L'âge. En général, la plupart des répondants appartiennent à la tranche d'âge 61 -70 ans, avec un âge moyen de 66 ans. Cela implique que les personnes interrogées possèdent la maturité nécessaire pour divulguer les informations pertinentes et suffisantes requises par le projet de recherche. En ce qui concerne les tribus spécifiques, la majorité des Tingguiens (33,33%) et des Bagos (37,50%) appartiennent à la tranche d'âge 61-70 ans, tandis que les Kankanaeys (50%) appartiennent à la tranche 51-60 ans.

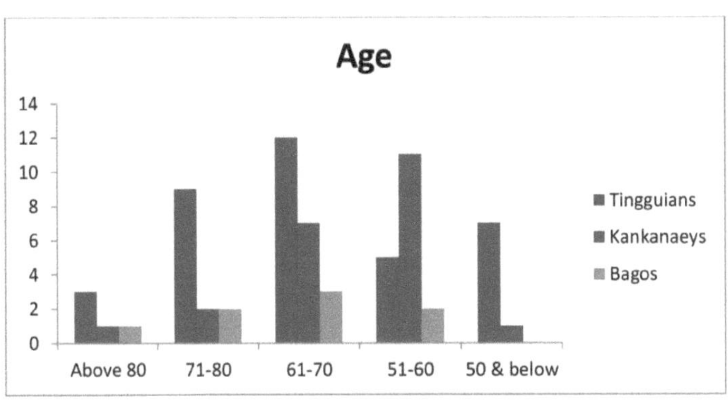

Figure 4. Age des IPs selon la tribu

Le sexe. Dans l'ensemble, il y a un nombre égal de femmes (33) et d'hommes (33), ce qui indique une représentation équilibrée en ce qui concerne le sexe, et donc une information plus précise sur l'utilisation des soins de santé par les répondants. Il n'y a pas de sexe dominant chez les Bagos.

Cependant, les hommes (55,56%) prédominent chez les Tingguiens tandis que les femmes (59,09%) chez les Kankanaeys. Les hommes et les femmes ont beaucoup d'expériences de vie et d'opportunités similaires, mais comme ils occupent des positions différentes au sein du foyer et sur le marché du travail, ils sont exposés à des risques sanitaires différents (Acheson, 1998).

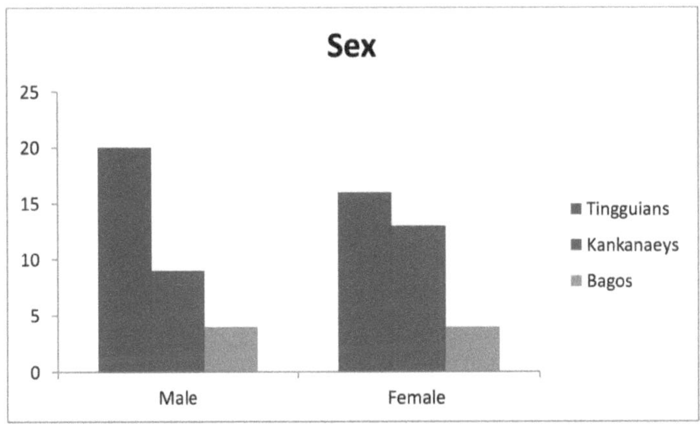

Figure 5. Sexe des IPs selon la tribu

L'état civil. Dans l'ensemble des tribus, les Tingguiens (58,33%), les Kankanaeys (81,82%), et les Bagos (50%) sont pour la plupart mariés. Les données montrent que les PA croient que le mariage est le facteur clé de la cohésion familiale.

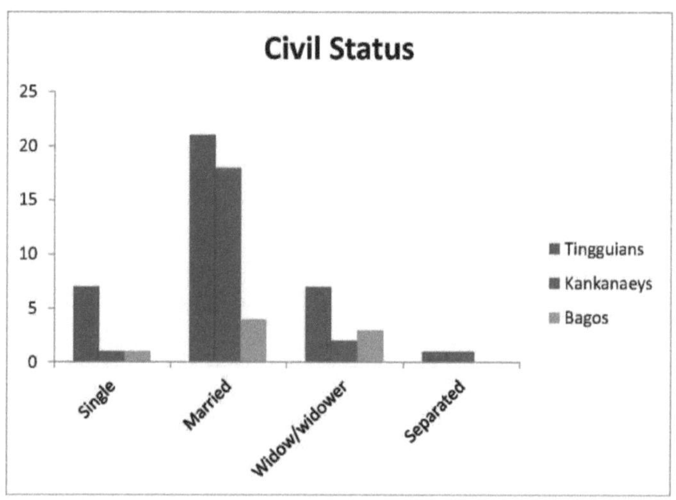

Figure 6. Etat civil des PA selon la tribu

Niveau d'instruction. Plus de la moitié des personnes interrogées (56,1%) ont à peine terminé l'éducation de base, tandis que d'autres ont terminé le primaire (22,7%), le secondaire (4,5%) et le supérieur (3%). Evangelista (1999) confirme que la majorité des PA vivant sur l'île de Negros n'ont pas été scolarisés ou ont seulement atteint le niveau élémentaire. Les niveaux généralement plus faibles de connaissances et de sensibilisation en matière de santé parmi les groupes pauvres et marginalisés peuvent entraîner une faible demande de services de santé (Bureau régional de l'OMS pour le Pacifique occidental, 2007).

Affiliation religieuse. Plus de la moitié des répondants sont affiliés religieusement à l'Église catholique.

Église du Christ (54,5 %), suivie des catholiques romains (24,2 %).

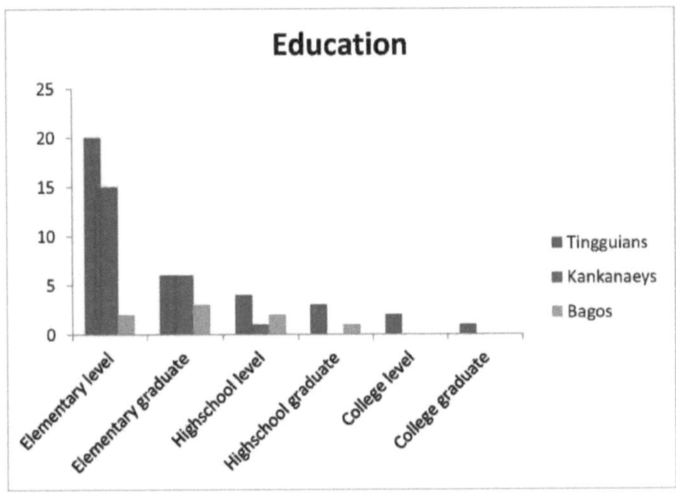

Figure 7. Niveau d'éducation des PA selon la tribu

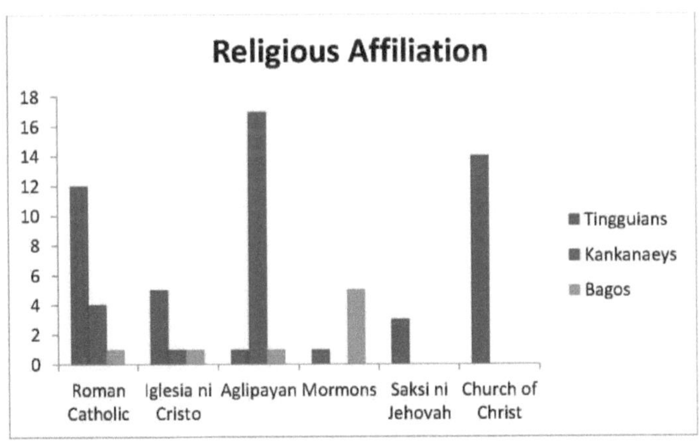

Figure 8. Affiliation religieuse des PA selon la tribu

Occupation. Dans l'ensemble, la majorité des personnes interrogées travaillent dans l'agriculture (62,12%), suivie par la chasse aux animaux sauvages (30,3%). Étant donné que beaucoup d'entre eux n'ont terminé que l'enseignement primaire, les emplois de cols blancs sont limités, car un diplôme universitaire est nécessaire pour obtenir ces emplois. Les diplômés de l'enseignement supérieur trouvent de meilleurs emplois et ont des salaires plus élevés.

Les Tingguiens sont principalement adeptes de la chasse aux animaux sauvages (52,78%), comme le confirme Casino (1982), selon lequel les terres cultivées sont limitées dans les zones de montagne et l'agriculture n'est possible que par le biais de "uma" ou kaingin avec des "talon" non irrigués ou des zones agricoles. D'autre part, l'agriculture est la principale source de vie des Kankanaeys (90,91%) et des Bagos (87,50%). Pour les Kankanaeys, les terres agricoles constituent la principale source de subsistance et la principale forme de richesse. Ils récoltent leurs cultures deux fois par an et vivent également de la chasse et de la pêche.

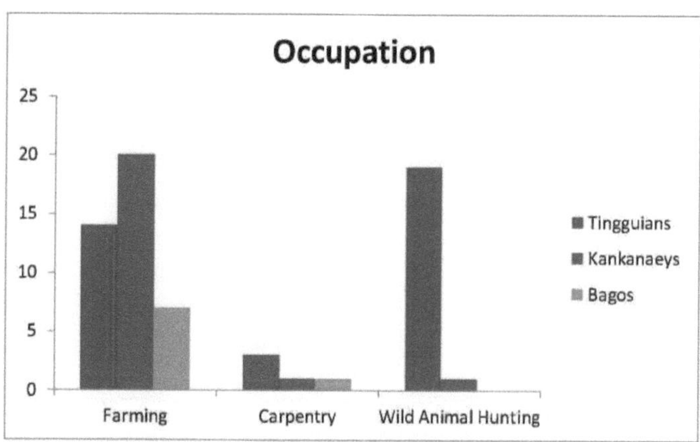

Figure 9. Occupation des PA selon la tribu

Taille du ménage. En général, moins de la moitié des personnes interrogées ont un ménage de 46 membres (39,4%), tandis que seulement quelques-uns ont 10-12 membres (6,06%). Dans toutes les tribus, la majorité des Tingguiens ont 4 à 6 membres (52,78%), tandis que les Kankanaeys et les Bagos ont 1 à 3 membres (45,45% et 87,5%, respectivement). Cela implique que la taille des ménages des PA est moyenne. Selon le Conseil national de coordination statistique (2013), les catégories de taille des ménages sont les suivantes : extra petit (1-2 personnes), petit (3-4 personnes), moyen (5-6 personnes), grand (7-8 personnes) et extra grand (9 personnes ou plus).

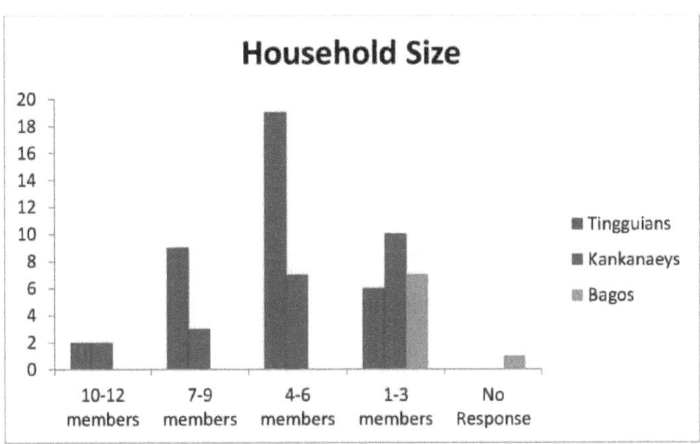

Figure 10. Taille des ménages des PA selon la tribu

Revenu familial. Le revenu familial mensuel varie entre 3000 pesos (18,18%) et 5000 pesos (16,66%) pour les Tingguiens, 500 pesos (27,27%) et 2400 pesos (22,73%) pour les Kankanaeys, et 400 pesos (12,5%) et 500 pesos (12,5%) pour les Bagos. Ce faible revenu familial s'explique par le fait que l'agriculture et la chasse sont leurs principales sources de revenus.

Le rapport du NCSB souligne qu'au cours du premier semestre 2012, une famille philippine de cinq personnes avait besoin de 5 458 PhP pour satisfaire ses besoins alimentaires de base chaque mois et de 7 821 PhP pour rester au-dessus du seuil de pauvreté (besoins alimentaires et non alimentaires de base) chaque mois. Le seuil alimentaire est le revenu minimum requis par un individu pour répondre à ses besoins alimentaires de base et satisfaire aux exigences nutritionnelles fixées par l'Institut de recherche sur l'alimentation et la nutrition, tout en restant économiquement et socialement productif. En d'autres termes, le seuil alimentaire permet de mesurer la pauvreté alimentaire ou la "subsistance", qui peut également être décrite comme l'extrême pauvreté. Le seuil de pauvreté est un concept similaire, mais il intègre les besoins non alimentaires de base, tels que les dépenses d'habillement, de logement, de transport, de santé et d'éducation, entre autres (NCSB, 2013).

Selon la littérature, la taille du ménage ou de la famille est un indicateur essentiel de la mesure de la pauvreté. La pauvreté s'aggrave avec des ménages plus grands. Par taille de ménage, les seuils mensuels médians de 2011 des pauvres, pour les Philippines en général, par ménage, sont : extra petit est de 5000 PhP, petit est de 7500 PhP, moyen est de 8000 PhP, grand est de 10000 PhP et extra grand est de 10000 PhP. Aniceto (2005) a indiqué que la distance proportionnelle moyenne entre le seuil de pauvreté et le revenu moyen des pauvres (l'écart de pauvreté) double lorsqu'on passe d'un ménage de 4 personnes à un ménage de 9 personnes ou plus. Cependant, cela ne semble pas être vrai pour les Kankanaeys qui ont un faible revenu familial mensuel malgré le fait que la majorité d'entre eux ont un ménage de 1 à 3 membres.

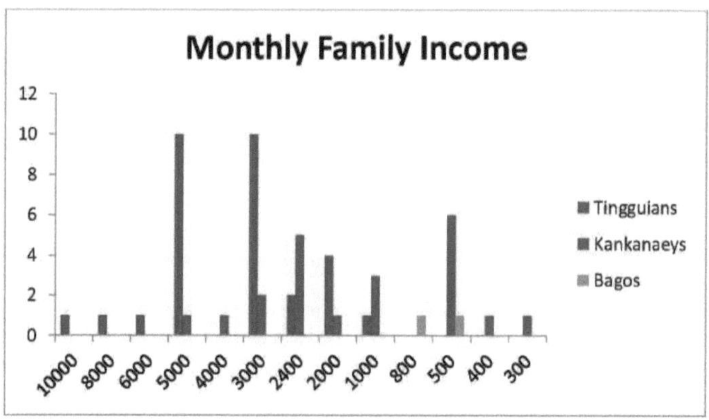

Figure 11. Revenu familial des PA selon les tribus

Comportement de recherche de la santé des peuples indigènes

Le tableau 1 présente le résumé des comportements de recherche de santé des PA. Les personnes interrogées **ont** une perception positive de la prestation des soins de santé, mais restent **neutres quant** aux croyances en matière de santé, à la structure sociale, à la perception de la gravité de la maladie, à la nécessité d'un traitement, ainsi qu'aux établissements et au personnel de santé. Les résultats obtenus dans les différentes tribus sont présentés à l'annexe E.

Tableau 1. Résumé des comportements de recherche de santé de l'ensemble des PA

Comportement de recherche de la santé	Moyenne	Note descriptive
Croyances en matière de santé	3.36	Neutre
Structure sociale	2.84	Neutre
Perception de la gravité de la maladie	3.30	Neutre
Perception de la nécessité d'un traitement	3.33	Neutre
Perception de la prestation des soins de santé	3.60	D'accord
Perception des installations et du personnel de santé	2.78	Neutre
Dans son ensemble	3.20	**Neutre**

Croyances en matière de santé. Les Kankanaeys **sont** fortement **d'accord pour** préférer consulter des êtres et des objets surnaturels lorsqu'ils sont malades (4,41), ce qui implique qu'ils sont encore animistes, comme le confirme l'étude de Callo et al. (2011) sur les croyances des Isnegs en matière de santé. Les Kankanaeys sont également d'accord pour préférer utiliser les plantes médicinales lorsqu'ils sont malades (3,45), ce qui implique qu'ils croient en l'efficacité des plantes médicinales pour soigner leurs maladies. Cependant, les Bagos étaient d'accord pour préférer prendre des médicaments en vente libre lorsqu'ils sont malades (4,0) et consulter la RHU ou un établissement de santé (4,0).

Aux Philippines, la prestation de soins de santé primaires aux populations autochtones est un problème majeur. Pour cette raison, les PA se tournent de plus en plus vers les connaissances et les pratiques sanitaires indigènes pour répondre à leurs besoins (Palaganas, 2001). Evangelista (1999) a constaté l'utilisation de l'automédication avec des herbes médicinales parmi les groupes ethniques des PA de l'île de Negros. L'étude de Miranda (2011) a révélé que l'une des traditions séculaires des Aetas est l'utilisation de plantes médicinales pour soigner les maladies. Torrez (2004) a observé des différences dans la volonté des tuteurs de traiter leurs enfants avec des remèdes maison plutôt que de faire appel à un prestataire de soins de santé si la maladie n'est pas urgente et dans leur conviction que certains remèdes maison sont meilleurs que les médicaments prescrits pour guérir les maladies. Les guérisseurs traditionnels sont le plus souvent consultés pour des accidents et des maladies mineures.

Structure sociale. Les personnes interrogées sont généralement restées **neutres** quant au fait de consulter d'abord les guérisseurs (3,17), les membres de la famille (2,81) ou de ne consulter personne (2,81) avant de se rendre à la RHU lorsqu'elles sont malades. De même, ils **n'étaient pas d'accord** pour consulter d'abord le chef avant de demander des services de santé à la RHU lorsqu'ils étaient malades (2,56). Ce résultat est frappant car les groupes ethniques philippins sont généralement dirigés par des anciens ou des chefs de tribu qui sont très respectés et souvent consultés sur leurs actions, qu'il s'agisse de santé ou d'autres questions personnelles.

Perception de la gravité de la maladie. Les personnes interrogées ont généralement la perception **neutre** que leur maladie est légère lorsqu'elles peuvent encore tolérer la douleur (3,11), rire (3,25), travailler (3,19) malgré la douleur. Cela implique qu'ils ont un seuil de douleur élevé qui est attribué au caractère durable des Philippins.

D'autre part, les répondants sont généralement **d'accord** pour dire que leur maladie est grave s'ils ne peuvent pas faire leur travail (3,71). Plus précisément, la maladie est grave lorsqu'ils ne peuvent pas dormir la nuit à cause de la douleur pour les Bagos (3,75) et il y a l'apparition de signes et symptômes pour les Kankanaeys (3,64).

Perception de la nécessité d'un traitement. En général, les répondants **sont d'accord pour** consulter un médecin et chercher des services de santé à l'UHR dès l'apparition des symptômes (3,45) et lorsque les symptômes s'aggravent (3,57). Mais les répondants sont **neutres** quant à la consultation d'un médecin pour un contrôle régulier, même en l'absence de symptômes (2,95). Cela signifie qu'une personne est influencée par sa perception des symptômes pour savoir si elle doit consulter un médecin ou l'ignorer.

Perception de la prestation des soins de santé. Les répondants sont généralement **d'accord pour** dire qu'ils vont à l'UHR parce que les prestataires de soins de santé sont considérés comme des experts (3,64) et les traitent jusqu'à ce qu'ils guérissent (3,70), tout en leur témoignant du respect (3,55). Ce n'est qu'à l'item *"Je vais à l'UHR parce que je sais que mon dossier médical est conservé en toute confiance"* que des réponses neutres ont été observées chez les Tingguiens et les Kankanaeys (3,39 et 3,27, respectivement). Cela signifie que les répondants ont une opinion positive des prestataires de soins de santé et de la qualité des services de soins de santé offerts à l'UHR. Cependant, en ce qui concerne le respect de la confidentialité des dossiers médicaux, les Tinguiens et les Kankanaeys ont peut-être déjà été confrontés à une violation de la confidentialité.

Alors que la disponibilité et l'accès physique sont importants, il est devenu évident que le point de vue du client sur la qualité des soins, telle qu'elle est ressentie lors de la rencontre entre le client et le prestataire, est reconnu comme jouant un rôle majeur dans le comportement de recherche de santé. La satisfaction du client est un facteur essentiel pour déterminer si une personne cherchant à se faire soigner respecte son traitement et entretient une relation avec l'établissement de santé et/ou le prestataire. Selon la nature de l'interaction, l'environnement physique et l'attitude du prestataire, cette expérience peut influencer le point de vue du client sur la qualité des services.

Perception des installations et du personnel de santé. Les répondants **n'étaient** généralement **pas d'accord** pour dire que les installations de l'UHR sont complètes (2,54), spécialisées (2,44) et facilement accessibles (2,44). Cependant, ils **étaient d'accord pour dire** qu'il y a un médecin résident (3,45) et sont restés **neutres quant** au fait que le personnel de l'UHR est en nombre suffisant (3,04). Dans toutes les tribus, les Kankanaeys n'étaient pas d'accord tandis que les Bagos sont restés neutres sur la plupart des points. Cela indique que les établissements desservant les communautés pauvres sont moins susceptibles de disposer d'un personnel bien formé ou d'être approvisionnés en médicaments et équipements appropriés que les établissements situés dans des communautés plus aisées. Les établissements publics de soins de santé primaires sont perçus comme étant de faible qualité, offrant des services insatisfaisants, un diagnostic médiocre entraînant des visites répétées, des médicaments et des fournitures de qualité inférieure et rarement disponibles, un personnel souvent indisponible, en particulier dans les zones rurales, et perçu comme manquant de compétences médicales et humaines ; le temps d'attente est long, les horaires des établissements sont très peu pratiques et les établissements sont délabrés (DOH, 2005).

Obstacles à l'accès aux soins de santé chez les peuples autochtones

Comme le montre le tableau 2, les répondants sont généralement **en désaccord** (2,56) sur les obstacles à l'accès aux soins de santé qui ont été inclus dans l'étude. Les résultats ne concordent pas avec ceux de Fitzpatrick et al. (1994) qui ont identifié le transport, les factures médicales, le faible revenu et la race comme des obstacles courants à l'accès aux soins de santé.

Les résultats des différentes tribus sont présentés à l'annexe F.

Tableau 2. Résumé des obstacles à l'accès aux soins de santé de l'ensemble des PA

Obstacles à l'accès aux soins de santé	Moyenne	Note descriptive
Contrainte de temps	2.54	Pas d'accord
Socioculturel et linguistique	**2.01**	Pas d'accord
Manque de connaissances et de sensibilisation	2.20	Pas d'accord
Contrepartie financière	2.78	Neutre
Distance géographique	2.92	Neutre
Transport	2.88	Neutre
Dans l'ensemble	**2.56**	**Pas d'accord**

Contrainte de temps. Dans l'ensemble, les répondants **ne sont pas d'accord** (2,54) pour dire que les contraintes de temps constituent un obstacle à l'accès aux services de santé. En particulier, les Tingguiens ne sont pas du tout d'accord pour dire qu'ils n'ont pas recours aux services de santé de l'UHR en raison de la longueur des trajets (1,42), de leurs préoccupations professionnelles (1,53) et du fait qu'ils doivent s'occuper de leurs enfants (1,44). D'un autre côté, les Kankanaeys sont d'accord (3,59) pour dire qu'il leur faut trop de temps pour voyager afin de bénéficier des services de la RHU, car ils viennent des barangays les plus éloignés de Batbato et de Kiat. Le temps que les gens sont en mesure de consacrer à la recherche de soins de santé pour eux-mêmes et pour leur foyer est souvent limité par les lourdes contraintes que font peser sur leur temps leurs multiples rôles productifs et reproductifs (DOH, 2004).

Barrière socioculturelle et linguistique. Les personnes interrogées **ne sont** généralement **pas d'accord pour** dire qu'elles se sentent gênées lorsque le personnel de l'UHR se comporte différemment à leur égard ; parfois, elles ne peuvent pas suivre les instructions (1,92) et ne peuvent pas comprendre les mots médicaux prononcés (2,11). C'est un grand avantage si le personnel de santé appartient au groupe qu'il sert, socialement et culturellement, car les services de santé seraient facilités et mieux servis. Ceci est soutenu par Paqueo et Gonzalez (2003) selon lesquels il n'y a pas de barrière culturelle aux services de santé et l'ethnicité reste négativement associée à l'utilisation des soins hospitaliers, des consultations médicales et dentaires.

En outre, les résultats impliquent que la communication n'est pas un obstacle puisque les prestataires de soins de santé sont issus de la même communauté ethnique et utilisent la même langue. Ces résultats sont parallèles à une étude selon laquelle les difficultés dues à la langue sont moins importantes qu'il n'y paraît. Dans certains groupes ethniques minoritaires plus jeunes, la capacité à parler la langue locale est élevée et jusqu'à 80 % de ces groupes peuvent être inscrits auprès d'un médecin de leur propre ethnie, parlant la même langue maternelle (Smith, Chaturvedi, Harding, Nazroo, & Williams, 2000). Contrairement à cela, il est rapporté que les barrières linguistiques dans les soins de santé sont associées à des diminutions de la qualité des soins, de la sécurité et de la satisfaction des patients et des cliniciens et qu'elles contribuent aux disparités en matière de santé, même parmi les personnes ayant une assurance (AHRQ Fact Sheet, 2012). Le fait que le faible niveau d'éducation et les barrières linguistiques ou culturelles peuvent de même rendre inaccessibles les informations sur la santé ou d'autres informations, l'éducation et la communication (IEC) liées à la santé et peut être particulièrement vrai pour les minorités ethniques, qui vivent souvent dans des zones rurales et éloignées et sont confrontées à des barrières culturelles et linguistiques uniques (OMS, 1981).

Manque de connaissances et de sensibilisation. Dans l'ensemble, les répondants **n'étaient pas d'accord** sur le fait de ne jamais accepter d'être malade même en ressentant les symptômes (2.11), de croire qu'ils ne sont pas malades même si quelqu'un leur dit qu'ils le sont (2.18), de croire que la maladie n'est pas si grave même en ressentant les symptômes de la maladie (2.34), et de croire que la maladie est due à des erreurs personnelles et que personne ne peut aider (2.17). Dans toutes les tribus, les Tingguiens sont fortement en désaccord, tandis que les Kankanaeys et les Bagos ne le sont que sur ces points. Les résultats indiquent que même si la plupart des personnes interrogées n'ont atteint que le niveau élémentaire, elles sont conscientes et connaissent les signes et symptômes précoces d'une maladie. Cela contredit Ohenjo et ses collègues (2006) selon lesquels les PA nient ou ne reconnaissent pas l'existence d'un problème chez eux. Parmi les autres raisons de ne pas accéder aux soins de santé, citons la croyance que rien ni personne ne peut aider, le manque de connaissances, la stigmatisation, la gêne et la socialisation.

Considération financière. En général, les personnes interrogées sont restées **neutres** sur le fait que les finances limitées sont une contrainte dans l'accès aux soins (2,78). Seuls les Bagos sont d'accord (3,63) pour dire que les médicaments sont chers, ce qui implique que les préoccupations financières limitent l'achat de médicaments de qualité. Les Tingguiens n'étaient pas du tout d'accord avec l'affirmation selon laquelle les tarifs sont chers lorsqu'on se rend à l'UHR.

Les personnes appartenant à des familles à faible revenu sont confrontées à des soins de moins bonne qualité. Une étude de la Banque mondiale indique qu'aux Philippines, les pauvres paient moins que les non-pauvres en montants absolus, les riches dépensant en moyenne 10 fois plus en soins de santé que les pauvres. Toutefois, la part moyenne des dépenses de santé dans les dépenses des ménages est plus élevée pour les pauvres (7 %) que pour les riches (5 %). En outre, les pauvres sont sous-représentés dans la couverture d'assurance aux Philippines (Banque mondiale, 2001). Dans une enquête nationale (NSO & ORC Macro, 2004), seuls 11,3% des membres de la Philippine Health Insurance Corporation sont pauvres. En l'absence d'épargne et d'assurance, les ménages marginalisés et pauvres n'ont d'autre recours que d'emprunter de l'argent à des taux élevés pour pouvoir se faire soigner en cas de mauvaise santé.

Distance géographique. Toutes tribus confondues, les Kankanaeys et les Bagos sont d'accord (3,64 et 3,50, respectivement) tandis que les Tingguiens ne sont pas du tout d'accord (1,61) pour dire que l'UHR est loin de leurs maisons. Ces résultats peuvent être attribués au fait que les Kankanaeys et les Bagos viennent de barangays éloignés, tandis que les Tingguiens viennent de poblacion et de barangays proches de la RHU. Nettleton, Napolitano & Stephens (2007) confirment que les services de santé modernes ne sont pas facilement accessibles aux PA car leurs communautés se trouvent généralement dans des zones reculées. Selon le DOH (2004), les PA des établissements éloignés ont du mal à accéder aux services de santé en raison de la difficulté du terrain, du coût élevé des transports publics et du manque de moyens de transport, qui sont plus redoutables pendant la saison des pluies.

Transport. Dans toutes les tribus, les Kankanaeys et les Bagos sont d'accord pour dire que la disponibilité des moyens de transport est un problème lorsqu'ils se rendent à la RHU pour une consultation ou un traitement et en cas d'urgence (3,64 et 3,50, respectivement) car ils vivent dans des régions éloignées. Les Tingguiens, quant à eux, ne sont pas du tout d'accord car ils vivent dans le poblacion. Néanmoins, les LGU s'attaquent aux problèmes de transport en mettant à disposition des multi-cabines et des ambulances dans les barangays isolés des hautes terres. Ce n'est qu'en cas de typhons, de glissements de terrain ou d'autres calamités imprévues que l'inaccessibilité totale pose problème.

Niveau d'adéquation, d'utilisation et de satisfaction de la prestation des services de santé chez les Tingguiens, les Kankanaeys et les Bagos.

Dans l'ensemble, les répondants ont répondu que les services de santé de la RHU sont **moyennement adéquats** (3,78), qu'ils les utilisent **très souvent** (3,77) et qu'ils en sont **très satisfaits** (3,77).

Les soins maternels et infantiles ont obtenu les moyennes les plus élevées en matière d'adéquation (4,19, moyennement adéquat), d'utilisation (3,31, souvent) et de satisfaction (4,03, très satisfait). Les résultats par tribu sont présentés dans les annexes G, H et I.

En 2000, la Banque mondiale, en collaboration avec la Social Weather Station, a réalisé le Filipino Report Card on Pro-Poor Services, une enquête nationale de satisfaction des clients sur les performances des agences gouvernementales en termes d'accès, d'utilisation et de satisfaction de la population vis-à-vis des services publics. Elle a montré une utilisation assez répandue des installations de santé dans le pays, 77% des 1200 ménages interrogés ayant utilisé des installations de santé d'un type ou d'un autre (Banque mondiale, 2001). Bien que la satisfaction globale ou l'appréciation de la santé soit assez significativement plus élevée pour les établissements privés que pour les établissements publics, les services de santé fournis par les établissements publics sont utilisés principalement par ceux qui ne pouvaient pas se permettre les services privés largement préférés.

Tableau 3. Résumé du niveau d'adéquation, d'utilisation et de satisfaction concernant la prestation des services de santé parmi l'ensemble des PA

Services de prestation de soins de santé	Adéquation		Utilisation		Satisfaction	
	Moyenne	Note descriptive	Moyenne	Note descriptive	Moyenne	Note descriptive
Soins médicaux	3.40	Adéquat	3.31	Souvent	3.44	Très satisfait
Santé maternelle et infantile	4.19	Modérément adéquat	4.12	Très souvent	4.03	Très satisfait
Programme de soins dentaires	3.28	Adéquat	3.34	Souvent	3.31	Moyennement satisfait
Programmes de planification familiale	4.02	Modérément adéquat	3.97	Très souvent	4.01	Très satisfait
Programme de nutrition	3.83	Modérément adéquat	3.78	Très souvent	3.78	Très satisfait
Santé environnementale et assainissement	3.79	Modérément adéquat	3.73	Très souvent	3.75	Très satisfait
Lutte contre les infections respiratoires aiguës, la	3.54	Modérément adéquat	3.58	Très souvent	3.62	Très satisfait

tuberculose et la lèpre						
Dans son ensemble	3.78	**Modérément adéquat**	3.77	**Très souvent**	3.77	**Très satisfait**

Sur les soins médicaux. En termes d'adéquation, les Tingguiens l'ont trouvée modérément adéquate (3,42) tandis que les Kankanaeys et les Bagos l'ont trouvée adéquate (3,37 et 3,35, respectivement). Il convient de noter que les Bagos ont répondu que la conduite de missions médicales dans les barangays défavorisés et mal desservis de la municipalité était très inadéquate (1,50), tandis que les Kankanaeys ont trouvé les références médicales pour les examens de laboratoire et les diagnostics modérément inadéquates (2,18).

En ce qui concerne l'utilisation, les Tingguiens, les Kankanaeys et les Bagos utilisent souvent les services médicaux (3,36, 3,20 et 3,38, respectivement). En particulier, les Kankanaeys considèrent que la consultation des patients sur les maladies transmissibles et non transmissibles est systématique (4,36), mais qu'elle est rare en ce qui concerne les références médicales pour les examens de laboratoire et les diagnostics (2,32).

Quant à la satisfaction, les Tingguiens et les Kankanaeys sont très satisfaits (3,42 et 3,49, respectivement) tandis que les Bagos sont moyennement satisfaits (3,38). En ce qui concerne le programme de diffusion de l'information par l'éducation à la santé, la prévention et la détection précoce des maladies, les Tinguiens et les Bagos sont très satisfaits (3,64 et 3,75, respectivement) tandis que les Bagos sont moyennement satisfaits (3,75). En ce qui concerne la mise à disposition des médicaments nécessaires aux patients ambulatoires, les Tinguiens et les Kankanaeys sont très satisfaits (respectivement 3,92 et 4,09) alors que les Bagos ne sont que moyennement satisfaits (3,38).

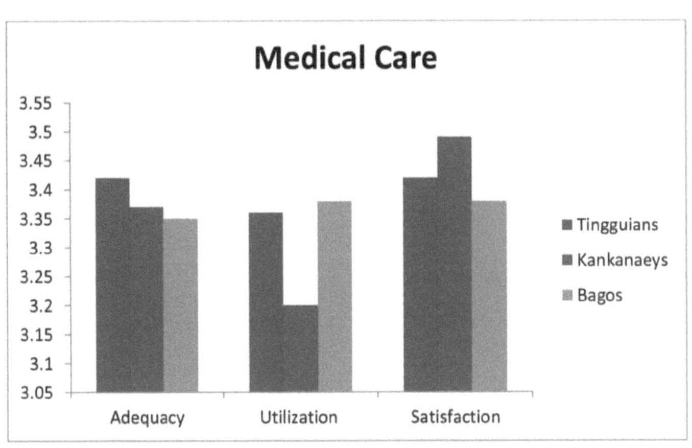

Figure 12. Niveau d'adéquation, d'utilisation et de satisfaction des soins médicaux parmi les PA.

Sur les soins maternels. En termes d'adéquation, les Tingguiens considèrent tous les services de soins maternels comme très adéquats, tandis que pour les Bagos, ils ne sont que modérément adéquats. D'autre part, les Kankanaeys considèrent comme très adéquats le contrôle et la consultation prénatale, l'immunisation à l'anatoxine tétanique et les installations pour les soins maternels, mais seulement adéquats les équipements pour les soins maternels et la fourniture de vitamines enrichies en fer, de capsules d'huile iodée et de sel.

En termes d'utilisation, les PA profitent des services de soins maternels. Les Tingguiens utilisent toujours (4,45) tous les services à l'exception de l'aide à l'accouchement et des soins postnatals (4,19). Les Kankanaeys utilisent très souvent (4,05) tous les services, à l'exception de la consultation et du contrôle prénatal (4,68), de l'immunisation contre le tétanos (4,82) et des installations pour les soins maternels (4,27). Les Bagos ont déclaré utiliser souvent (3,11) ces services, à l'exception de la fourniture très fréquente de sel enrichi en fer et iodé (3,50). Les résultats concordent avec ceux de Rogan et Olvena (2004), selon lesquels la région de la capitale nationale représente le pourcentage le plus élevé d'utilisation de la santé maternelle, avec 97 % pour les soins prénatals et d'accouchement et 76 % pour les services postnatals ; 96 % des femmes des zones urbaines ont reçu des soins prénatals professionnels, 79 % ont été assistées par des professionnels pendant l'accouchement et 62 % ont obtenu des soins postnatals.

En ce qui concerne la satisfaction à l'égard des services de soins maternels, les Tingguiens sont généralement extrêmement satisfaits (4,47), notamment en ce qui concerne les médicaments pour la grossesse tels que la vitamine A et le fer (4,66), les Kankanaeys sont généralement très satisfaits (4,13) mais extrêmement satisfaits des examens et consultations prénatals (4,86) et les Bagos sont généralement moyennement satisfaits (3,11), mais très satisfaits de la fourniture de sel enrichi en fer et iodé (3,50). (3.50). Les réponses positives des répondants indiquent que l'UHR est efficace dans sa prestation de services de soins maternels.

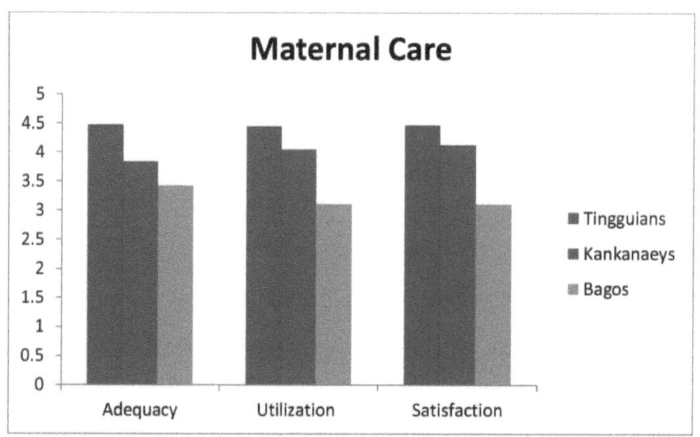

Figure 13. Niveau d'adéquation, d'utilisation et de satisfaction des soins maternels parmi les PA.

Sur les services de garde d'enfants. Les Tingguiens considèrent que les services de garde d'enfants sont très adéquats (4,33), toujours utilisés (4,34) et extrêmement satisfaits (4,34), notamment en ce qui concerne la vaccination et la référence pour le dépistage des nouveau-nés. Les Kankanaeys trouvent généralement les services de garde d'enfants modérément adéquats (4,14), les utilisent très souvent (4,05) et sont très satisfaits (3,73). Cependant, ils sont très adéquats en ce qui concerne la vaccination et l'orientation vers le dépistage néonatal, le suivi de la croissance et les activités de Garantisadong Pambata (4,73 dans tous les cas). Les Bagos trouvent généralement que les services de garde d'enfants sont moyennement adéquats (3,66), qu'ils les utilisent souvent (3,31) et qu'ils sont très satisfaits (3,43), notamment en ce qui concerne la gestion correcte des services de garde d'enfants.

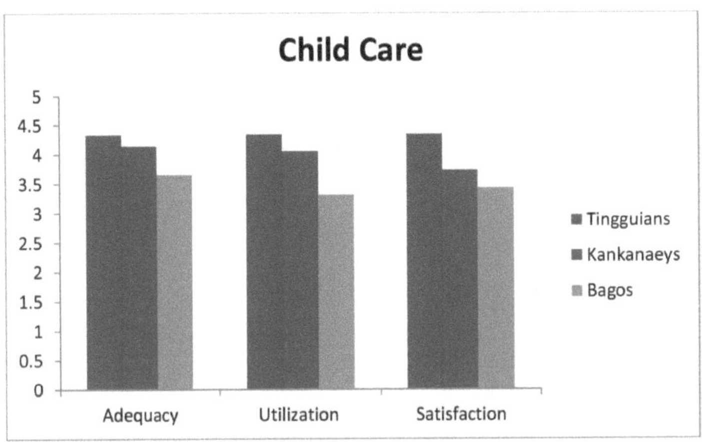

Figure 14. Niveau d'adéquation, d'utilisation et de satisfaction de la garde d'enfants parmi les PA.

Sur le programme de soins dentaires. En termes d'adéquation, les Tingguiens et les Bagos le considèrent comme moyennement adéquat (3,60 et 3,88, respectivement). Cependant, les Kankanaeys l'ont trouvé modérément inadéquat (2,54), notamment en ce qui concerne les consultations dentaires (2,55), la fourniture de services dentaires tels que le nettoyage dentaire (1,91), l'obturation à l'amalgame (1,82), les prothèses dentaires (1,86), la conduite de missions médicales et les références (2,27). La réponse modérément inadéquate pourrait être attribuée à l'absence d'installations dentaires modernes, ce qui les incite à descendre dans les plaines pour se procurer des amalgames et des prothèses dentaires.

Quant à l'utilisation, les Tingguiens et les Bagos l'utilisent très souvent (3,68 et 3,73, respectivement), mais les Kankanaeys n'utilisent que souvent (2,66) les services dentaires. Il est à noter que les Kankanaeys n'ont jamais répondu à l'amalgame (1,36) et rarement aux consultations dentaires (2,50), au nettoyage dentaire (1,91) et aux prothèses (2,23).

En ce qui concerne la satisfaction à l'égard du programme de soins dentaires, les Tingguiens et les Bagos sont généralement très satisfaits (3,62 et 3,73, respectivement), surtout en ce qui concerne la conduite de la mission médicale pour les caries dentaires, mais les Kankanaeys sont moyennement satisfaits (2,67), surtout en ce qui concerne l'extraction des dents.

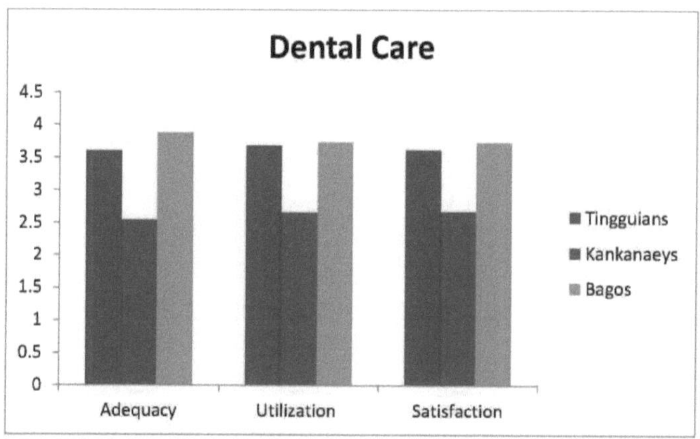

Figure 15. Niveau d'adéquation, d'utilisation et de satisfaction des soins dentaires chez les PA

Sur les programmes de planification familiale. Les Tingguiens ont trouvé les programmes de planification familiale très adéquats (4,27), notamment en ce qui concerne les réunions de plaidoyer et les assemblées communautaires sur l'utilisation du programme de planification familiale. Cependant, les Kankanaeys et les Bagos ont trouvé les programmes moyennement adéquats (3,65 et 3,98, respectivement). Néanmoins, les Kankanaeys et les Bagos ont trouvé la disponibilité des contraceptifs très adéquate (4,27 et 4,38, respectivement).

Le degré d'utilisation des programmes de planification familiale est toujours (4,25) pour les Tingguiens, notamment en ce qui concerne le suivi et l'évaluation des nouveaux acceptants du programme de planification familiale, les réunions de plaidoyer et les assemblées communautaires sur le programme, et la disponibilité des contraceptifs dans la conduite du programme de planification familiale. Mais pour les Kankanaeys et les Bagos, c'est très souvent (3,66 et 3,55, respectivement). Il est à noter que la distribution des contraceptifs aux acceptants du programme de planification familiale est très souvent pour les Tingguiens et les Kankanaeys (4,19 et 3,91, respectivement) alors qu'elle n'est que souvent (3,38) pour les Bagos. Ces résultats positifs pourraient être dus à la campagne d'information massive du gouvernement visant à promouvoir le planning familial comme une stratégie de réduction de la pauvreté, en soulignant qu'une famille plus nombreuse pourrait contribuer à la pauvreté.

Les Tingguiens sont extrêmement satisfaits (4.31) de la mise en œuvre des programmes de planification familiale, mais seulement très satisfaits des programmes de diffusion de l'information pour éduquer les parents sur les avantages du programme (4.14). Les Kankanaeys sont très satisfaits (3.68) des programmes mais moyennement satisfaits du suivi et de l'évaluation des nouveaux adhérents au programme (3.09). Les Bagos sont également très satisfaits (3.55) mais moyennement satisfaits de la distribution des contraceptifs (3.38) et de la disponibilité des contraceptifs dans la conduite des programmes de planification familiale (3.38).

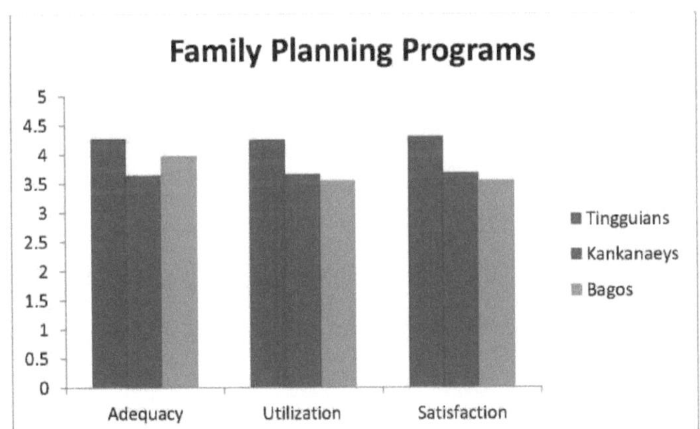

Figure 16.   Niveau d'adéquation, d'utilisation et de satisfaction du programme de planning familial parmi les PA.

Sur le programme de nutrition. En termes d'adéquation, elle est très adéquate (4,24) pour les Tingguiens, modérément adéquate (3,50) pour les Bagos et adéquate (3,26) pour les

Kankanaeys. Le déroulement du mois de célébration de la nutrition, tel que parrainé par la RHU et le LGU, est très adéquat pour les Tingguiens et les Kankanaeys, mais seulement adéquat pour les Bagos. Il est à noter que les Bagos ont trouvé très inadéquate la conduite de l'"opération timbang" pour contrôler les enfants mal nourris dans la communauté et la pesée mensuelle des enfants préscolaires sous la normale et très bas (BNVL) (2,09).

L'utilisation du programme de nutrition est toujours (4,27) pour les Tingguiens mais seulement souvent (3,18 et 3,19) pour les Kankanaeys et les Bagos, respectivement. Notamment, la conduite de l'"opération timbang" pour contrôler les enfants mal nourris dans la communauté et la pesée mensuelle des enfants d'âge préscolaire avec un **poids** BNVL n'est jamais (1,77) pour les Kankanaeys.

La satisfaction à l'égard du programme de nutrition est modérée pour les Kankanaeys et les Bagos (3,20 et 3,19, respectivement) mais extrême pour les Tingguiens (4,26), notamment en ce qui concerne la mise en place d'un programme d'alimentation complémentaire pour les enfants souffrant de malnutrition.

Le gouvernement espère améliorer la qualité de vie des Philippins par une meilleure nutrition et une meilleure santé. Divers programmes de santé et de nutrition continuent d'être mis en œuvre pour lutter contre la malnutrition dans le pays. Il s'agit, entre autres, de Garantisadong Pambata, de la loi sur l'iodation du sel à l'échelle nationale, de l'enrichissement des aliments, de l'éducation nutritionnelle, de l'alimentation complémentaire nationale et de la nourriture pour l'école. Cependant, les résultats indiquent qu'il y a encore des choses à faire pour améliorer le programme de nutrition du gouvernement car les niveaux maximum de satisfaction et d'adéquation n'ont pas été atteints et le défi de la lutte contre la malnutrition continue.

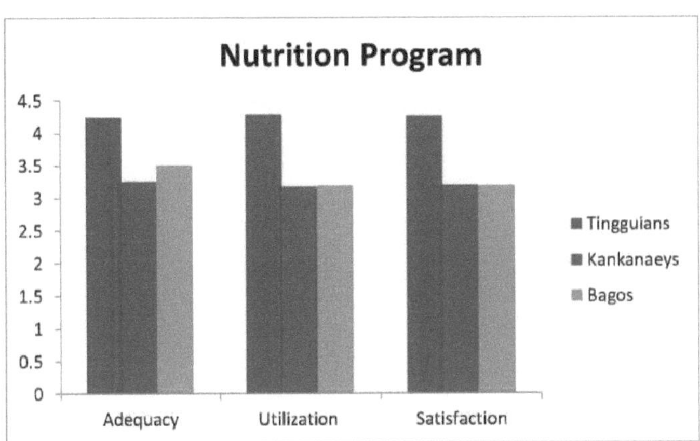

Figure 17. Niveau d'adéquation, d'utilisation et de satisfaction du programme de nutrition parmi les PA.

Sur la santé environnementale et l'assainissement. Les tribus sont d'accord pour dire que la prestation de services en matière d'environnement et d'assainissement est moyennement adéquate, qu'elle est très souvent utilisée et qu'elles en sont très satisfaites. En particulier, les Tingguiens estiment que la délivrance de certificats sanitaires aux personnes manipulant des aliments est très adéquate, qu'ils l'utilisent toujours et qu'ils en sont extrêmement satisfaits (moyenne de 4,22). Cependant, ils ont donné des notes faibles en ce qui concerne la fourniture de toilettes, d'installations d'assainissement et de poubelles (3,31, adéquat ; 3,33, souvent ; et 3,33, moyennement satisfait).

Les Kankanaeys se sont déclarés très satisfaits (4,77), toujours satisfaits (4,86) et extrêmement satisfaits (4,23) des mesures et programmes de prévention visant à éliminer la propagation de la dengue, du choléra, de la fièvre typhoïde et du paludisme. Cela implique qu'ils accordent de l'importance à la prévention, au contrôle et à la surveillance de ces maladies qui sont actuellement les principales causes d'hospitalisation parmi la population jeune. En outre, les Bagos ont déclaré que la fourniture de toilettes, d'installations d'assainissement et de poubelles est moyennement adéquate (3,88) et très souvent utilisée (3,88). Ils sont également très satisfaits (3,63) du programme de santé environnementale et d'assainissement axé sur la prévention de la propagation des maladies transmissibles. Les résultats impliquent qu'ils ont développé une sensibilisation à la protection de l'environnement, comme la plantation d'arbres, la conduite propre et verte, la gestion et le tri des déchets.

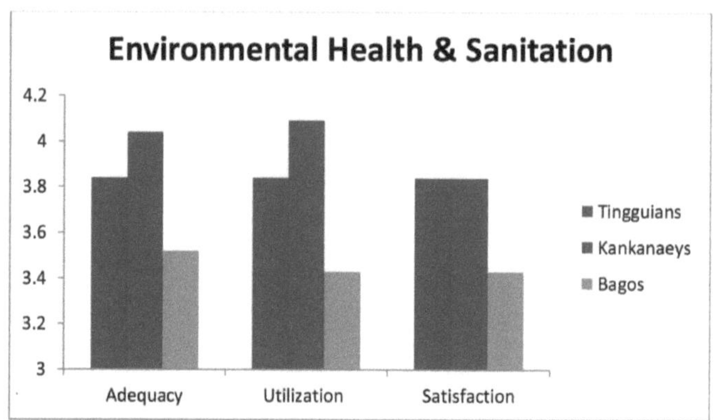

Figure 18. Niveau d'adéquation, d'utilisation et de satisfaction concernant l'hygiène du milieu et l'assainissement parmi les PA

Sur le contrôle de l'infection respiratoire aiguë, de la tuberculose et de la lèpre. Les personnes interrogées sont d'accord pour dire que les programmes de contrôle des infections respiratoires aiguës, de la tuberculose et de la lèpre sont moyennement adéquats, très souvent utilisés (sauf pour les Bagos qui ne l'utilisent que souvent) et qu'elles sont très satisfaites. Il est à noter que les visites à domicile et le suivi des cas gagnent du terrain dans ces communautés indigènes. Ces résultats pourraient être associés à l'effort conjoint de la RHU et de la communauté pour participer à la prévention et au maintien de la santé.

La distribution de médicaments pour le contrôle et le traitement de la tuberculose est bien meilleure que celle des IRA et de la lèpre pour les Bagos. Les soins médicaux et les consultations pour lutter contre la tuberculose sont les plus faibles en termes d'adéquation, d'utilisation et de satisfaction pour les Tingguiens. Ceci en dépit du fait que le gouvernement a lancé le programme national de lutte contre la tuberculose qui vise à détecter au moins 70% des cas de tuberculose active et à guérir au moins 85% de ces cas. Cependant, ce programme n'est pas aussi populaire que les autres programmes de santé en raison de la stigmatisation sociale qui est attachée à cette maladie potentiellement mortelle bien qu'elle soit tout à fait guérissable et évitable.

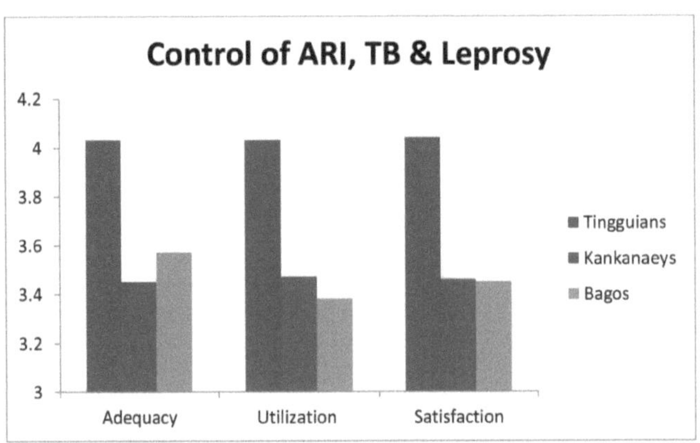

Figure 19. Niveau d'adéquation, d'utilisation et de satisfaction concernant la lutte contre les IRA, la tuberculose et la lèpre. entre les IPs

Corrélation entre les caractéristiques sociodémographiques et les comportements de recherche de santé

Dans l'ensemble, il existe une relation significative entre l'ethnicité et les comportements de recherche de santé (0.37). Plus précisément, il existe des relations positives significatives entre l'ethnicité et la structure sociale (0,43), et la perception de la gravité de la maladie (0,38). Ceci implique que le rôle de la famille et de la communauté prend la première place par rapport aux besoins et aux objectifs de l'individu. Il est influencé par les conseils des aînés de la famille et de la tribu en ce qui concerne la façon dont il perçoit la gravité de la maladie. Cette constatation est étayée par une étude selon laquelle l'origine ethnique d'une personne peut constituer une barrière, ce qui pourrait expliquer le recours moins fréquent à des services plus spécialisés (Stronks, Ravelli et Reijneveld, 2001). Cependant, les conclusions de Paqueo et Gonzalez (2003) ont montré que l'origine ethnique et la barrière culturelle étaient négativement associées aux consultations médicales et dentaires et au recours aux soins hospitaliers.

Tableau 4. Corrélation entre les caractéristiques socio-démographiques et le comportement de recherche de santé

Caractéristiques sociodémographiques	Comportement de recherche de la santé						
	Croyances en matière de santé	Structure sociale	Perception de la gravité de la maladie	Perception de la nécessité d'un traitement	Perception de la prestation des soins de santé	Perception des installations et du personnel de santé	Dans son ensemble
Âge	0.00	-0.13	-0.12	-0.21	0.07	-0.11	-0.17
Sexe	-0.08	-0.04	-0.07	-0.06	0.02	-0.18	-0.16
État civil	-0.02	0.21	0.19	0.02	-0.04	0.04	0.12
Éducation	0.03	0.00	-0.18	0.07	0.02	0.09	0.04
Ethnicité	0.10	0.43*	0.38*	0.15	0.15	-0.01	0.37*
Religion	-0.10	0.03	0.01	-0.12	0.15	0.14	0.02
Profession	-0.03	-0.28*	-0.44*	-0.09	0.18	0.19	-0.11
Taille du ménage	0.38*	-0.12	-0.07	-0.07	0.02	0.02	0.12
Revenu familial	0.12	-0.27	-0.15	0.00	0.13	0.03	-0.02

* significatif à 0,05

Il existe également une relation positive entre la taille du ménage et les croyances en matière de santé (0,38). Cela signifie que plus le ménage est grand, plus il adhère à ses croyances en matière de santé et aux pratiques traditionnelles telles que les remèdes maison. Kleinman (1980) a constaté que si la famille d'une personne connaît un remède maison efficace, cette personne essaiera souvent ce traitement avant de faire appel à des services de santé professionnels.

Cependant, il existe des relations négatives significatives entre la profession et la structure sociale (-0,28), et la perception de la gravité de la maladie (-0,44). Cela implique que plus la profession et le salaire qui en résulte pour un indigène sont élevés, moins il est influencé par les anciens de sa famille et de sa communauté en ce qui concerne la gravité de la maladie.

L'âge, le sexe, l'état civil, l'éducation, la religion et le revenu familial n'ont pas de relation significative avec les comportements de recherche de santé. Ces résultats contredisent les études précédentes. Dans leur analyse de la relation entre les croyances et pratiques traditionnelles en matière de santé et l'accès aux soins de santé et l'utilisation des soins préventifs, Jenkins et al. (1996) ont constaté que le fait d'être marié était l'un des déterminants les plus influents de l'accès aux soins de santé chez les patients issus de minorités ethniques. Le pouvoir prédictif du statut marital a été attribué au fait **que la** grossesse et l'accouchement constituent un point d'entrée dans les soins de santé. Dans l'étude de Callo et al. (2011) chez les Isnegs, l'éducation est significativement liée à la perception de la nécessité d'un traitement, aux croyances et pratiques en matière de santé et à la structure sociale.

Corrélation entre les caractéristiques sociodémographiques et les obstacles à l'accès aux soins de santé

Dans l'ensemble, seule l'éducation présente une corrélation négative significative avec les obstacles à l'accès aux soins de santé, ce qui peut être attribué au fait que la plupart des personnes interrogées n'ont atteint que le niveau élémentaire. Cela implique que plus le niveau d'éducation d'un PE est faible, moins il a de connaissances sur la santé et les services de santé. Flores et Vega (1998) confirment qu'un faible niveau d'éducation peut constituer un obstacle à l'accès aux soins de santé, à la publicité en matière de santé et aux mesures qui en découlent.

Tableau 5. Corrélation entre les caractéristiques socio-démographiques et les obstacles à l'accès aux soins de santé

Caractéristiques sociodémographiques	Obstacles à l'accès aux soins de santé						
	Contrainte de temps	Barrière socioculturelle et linguistique	Manque de connaissances et de sensibilisation	Obstacles financiers	Distance géographique	Transporteur -tation	Dans l'ensemble
Âge	0.07	0.06	0.02	0.07	-0.09	-0.01	0.01
Sexe	0.12	-0.02	0.08	0.20	0.14	0.15	0.14
État civil	0.06	-0.17	-0.03	0.01	-0.16	-0.12	-0.08
Éducation	-0.21	-0.07	-0.09	-0.15	-0.06	-0.07	-0.13*
Ethnicité	0.68	0.39	0.52	0.69	0.65	0.69	0.74
Religion	0.23	0.22	0.17	0.08	0.24	0.32	0.26
Profession	-0.31	-0.16	-0.23	-0.45	-0.42	-0.39	-0.40
Taille du ménage	-0.23	-0.09	-0.20	-0.35	-0.28	-0.32	-0.31
Revenu familial	-0.49	-0.27	-0.35	-0.31	-0.47	-0.56	-0.50

* significatif à 0,05

Les présentes conclusions d'aucune autre corrélation significative entre les caractéristiques sociodémographiques et les obstacles à l'accès aux soins de santé sont contraires à la littérature. Selon Flores et Vega (1998), le manque de ressources financières ou la pauvreté abstraite peuvent devenir une barrière à l'accès aux soins de santé, car les circonstances économiques affectent la vie des personnes et leur capacité à obtenir des soins qui ne sont pas sponsorisés ou effectivement prévus. En outre, Panos et Panos (2000) ont constaté que les limitations de temps dues à des engagements professionnels ou familiaux peuvent constituer une barrière et promulguer des situations stressantes qui interdisent le recours aux soins de santé ou aux soins prénataux pour les mères et les nouveau-nés. Ils ont également conclu que l'irrégularité des transports publics, associée à des temps de trajet prolongés, constitue un autre obstacle aux soins de santé pour les patients issus de minorités ethniques dans leurs efforts pour obtenir une aide médicale. C'est particulièrement vrai pour ceux qui n'ont pas accès à une voiture (Smith et al., 2000). En outre, Jirojwong et Manderson (2002) ont constaté que les frais médicaux élevés peuvent constituer un obstacle, car ils gênent les immigrants qui n'ont pas encore droit aux subventions pour les prestations médicales, parce qu'ils sont arrivés récemment. Les personnes peuvent également éprouver des difficultés à payer leurs factures médicales en raison de l'obligation d'adhérer à certaines thérapies, par exemple les thérapies qu'elles perçoivent comme étant de la catégorie "coût élevé-risque élevé", avec des plans de repas et des produits diététiques recommandés (Diaz, 2002). De même, Cunningham et Cornelius (1995) ont cité les désavantages régionaux comme un obstacle à l'utilisation des services de santé. Cette opposition entre le milieu rural et le milieu urbain et suburbain signifie que le fait de vivre dans les régions les plus éloignées et les moins peuplées, où il n'y a pas, ou du moins très peu, de prestataires médicaux dans les environs, a inévitablement un effet négatif sur les services de santé offerts. La disponibilité de services ambulatoires augmente naturellement le nombre de visites.

Corrélation entre les comportements de recherche de santé et les obstacles à l'accès aux soins de santé

A chaque étape du comportement de recherche de la santé, il existe plusieurs barrières qui peuvent empêcher les PA de chercher de l'aide et d'utiliser les services de soins primaires. On a constaté que les contraintes de temps étaient significativement corrélées à la structure sociale (0,29) et à la perception de la gravité de la maladie (0,25). Le manque de temps dû à l'engagement au travail ou à la famille peut agir comme une barrière et promulguer des situations stressantes qui interdisent le recours aux soins de santé (Scheffers, 2006).

Tableau 6. Corrélation entre le comportement de recherche de santé et les obstacles à l'accès aux soins de santé

Obstacles à l'accès aux soins de santé	Comportement de recherche de la santé						
	Croyances en matière de santé	Structure sociale	Perception de la gravité de la maladie	Perception de la nécessité d'un traitement	Perception de la prestation des soins de santé	Perception des installations et du personnel de santé	Dans son ensemble
Contrainte de temps	0.10	0.29*	0.25*	0.09	0.07	-0.14	0.19
Barrière socioculturelle et linguistique	0.09	-0.01	0.01	-0.10	0.10	0.21	0.13
Manque de connaissances et de sensibilisation	-0.07	0.22	0.08	0.16	0.06	-0.13	0.07
Obstacles financiers	-0.15	0.14	0.32*	0.19	0.22	0.04	0.15
Distance géographique	-0.11	0.13	0.22	0.15	0.10	-0.04	0.11
Transport	-0.14	0.17	0.22	0.08	0.11	-0.08	0.06
Dans l'ensemble	-0.07	0.19	0.23	0.12	0.13	-0.06	0.14

On a également observé que la barrière financière était significativement associée à la perception de la gravité de la maladie (0,32). Cela implique que les PA ont tendance à ne pas tenir compte de la gravité de leur maladie s'ils sont confrontés à des contraintes financières plus importantes.

Cette étude n'a révélé aucune relation entre les obstacles à l'accès aux soins de santé et les comportements de recherche de la santé selon les croyances en matière de santé, la perception de la nécessité d'un traitement, la perception de la prestation des soins de santé et la perception des installations et du personnel de santé. On a émis l'hypothèse que la sous-utilisation des services de santé occidentaux par les populations non occidentales peut s'expliquer par des croyances et des pratiques sanitaires traditionnelles profondément ancrées dans les cultures. Ces croyances et pratiques peuvent constituer des obstacles à l'accès et à l'utilisation des services (Social Science & Medicine). Les traitements par remèdes maison et les pratiques de médecine traditionnelle qui empêchent l'acceptation des services de santé par les patients des minorités ethniques peuvent agir comme une barrière (Panos & Panos, 2000). Cependant, une étude a rapporté qu'il n'y a pas de preuve pour soutenir l'idée que les modèles de croyance et les pratiques traditionnelles (les attributs culturels des individus) ont un effet néfaste sur l'accès et l'utilisation des services de santé (Jenkins, 1996).

La perception différente qu'ont les minorités ethniques de la gravité des symptômes peut constituer un obstacle, car la validation des symptômes influence le degré d'urgence de la demande de soins. Par rapport à la majorité ethnique, certaines minorités ethniques sont plus préoccupées par les symptômes (par exemple, une douleur thoracique) et plus enclines à demander des soins immédiats. De même, certaines minorités ethniques sont plus enclines à rechercher des soins immédiats pour un enfant malade (Smith et al., 2000).

La non-reconnaissance des besoins médicaux par le patient est un autre obstacle qui doit être surmonté. Elle peut conduire le patient à ne pas recevoir des soins médicaux optimaux (Garrett, Treichel, & Ohmans, 1998).

En outre, les perceptions et attitudes désapprobatrices à l'égard des services et du personnel de santé peuvent constituer un obstacle. Cela est particulièrement évident lorsque les patients issus de minorités ethniques doutent des avantages des services de santé ou n'en voient tout simplement pas l'utilité. La demande de services de santé est fortement influencée par les goûts et les préférences des consommateurs et le désir d'acheter des soins de santé. Les patients issus de minorités ethniques peuvent considérer les prestataires comme un groupe de personnes plutôt étrangères ou distantes et éprouver un trop grand respect pour le personnel médical. Cela peut, à son tour, les empêcher de poser des questions importantes sur les instructions médicales, etc. et cette forme de subordination abstraite les empêche de remettre en question l'autorité telle qu'ils la perçoivent (Diaz, 2002).

Corrélation entre le comportement de recherche de la santé et la prestation des services de santé

Il existe une relation positive significative entre l'adéquation du programme de nutrition et la perception des installations et du personnel de santé (0,29). D'après l'expérience des répondants, divers programmes de nutrition continuent d'être mis en œuvre dans la RHU pour lutter contre la malnutrition. Ainsi, les répondants ont généralement déclaré que les programmes de nutrition de la RHU sont modérément adéquats, très souvent utilisés et très satisfaisants.

Il n'y a pas d'autres relations significatives entre les variables sous les comportements de recherche de santé et l'adéquation, l'utilisation et la satisfaction de la prestation des services de santé (Annexe J).

Tableau 7. Corrélation entre le comportement de recherche de la santé et l'adéquation de la prestation des services de santé

Prestation de services de santé	Comportement de recherche de la santé						
	Croyances en matière de santé	Pratique de la santé personnelle	Perception de la gravité de la maladie	Perception de la nécessité d'un traitement	Perception de la prestation des soins de santé	Perception des installations et du personnel de santé	Dans son ensemble
Adéquation							
Soins médicaux	0.23	0.20	0.03	0.22	-0.07	0.26	0.35
Soins maternels	0.23	-0.12	-0.13	0.09	0.09	0.21	0.18
Garde d'enfants	0.17	-0.01	-0.01	0.11	0.07	0.09	0.17
Soins dentaires	0.09	-0.08	-0.23	0.01	0.09	0.41	0.17
Programmes de planification familiale	0.09	-0.14	-0.31	-0.13	0.09	0.27	0.02
Programme de nutrition	0.03	-0.05	-0.15	0.02	0.09	0.29*	0.12
Santé environnementale et assainissement	0.31	0.07	0.11	0.30	0.15	0.18	0.41
Lutte contre les IRA, la tuberculose et la lèpre	0.20	-0.07	-0.17	0.04	0.05	0.41	0.25
Dans son ensemble	0.21	-0.03	-0.15	0.10	0.09	0.36	0.27

*Significatif à 0.05 Légende : ARI - infection respiratoire aiguë

Corrélation entre les obstacles à l'accès aux soins de santé et la prestation des services de santé

Les résultats ne montrent aucune relation significative entre les obstacles à l'accès aux soins de santé et l'adéquation, l'utilisation et la satisfaction de la prestation des services de santé (Annexe K). Les résultats sont en désaccord avec ceux de XinQi Dong et al. (2010) qui affirment que la disponibilité, l'accessibilité financière et les barrières culturelles sont des facteurs négatifs majeurs qui empêchent les participants de bénéficier des services de santé et de satisfaire leurs besoins.

Analyse des données qualitatives

L'analyse des données qualitatives collectées lors des discussions de groupe impliquant le personnel de la RHU sur les comportements de recherche de santé des PA, les obstacles à l'accès aux soins de santé et les niveaux d'adéquation, d'utilisation et de satisfaction de la prestation des services de santé est présentée.

Sur les comportements de recherche de la santé des peuples autochtones. Les informateurs clés ont raconté que les peuples autochtones ont des connaissances et des croyances uniques en matière de santé, ainsi que des pratiques traditionnelles. Bien que l'influence du monde moderne soit évidente, ces connaissances et croyances traditionnelles en matière de santé sont toujours étroitement liées à leurs pratiques actuelles. Un participant a mentionné qu'il n'y a rien à perdre s'ils pratiquent leurs croyances traditionnelles tant que cela est bénéfique pour leur état de santé. Je cite :

"Kuna da nga awan mapukaw no aramiden basta pagsayaatan ti salun-at"

En outre, les informateurs clés ont raconté que les PA consultent un médecin le plus souvent si la maladie s'aggrave. Les PA sont sensibles à la façon dont le personnel de l'unité de santé rurale les accueille. C'est la raison pour laquelle, dans le passé, il est arrivé que le personnel de l'UHR soit "de garde 24 heures sur 24" pour répondre aux besoins de santé des PE. En conséquence, les PE sont particulièrement attentifs à la disponibilité ou au manque de fournitures, d'équipements et d'installations nécessaires à la prestation de services de santé.

Sur les barrières affectant l'accès aux soins de santé. Les informateurs clés ont souligné que les facteurs socioculturels et la langue ne constituent pas des obstacles à l'accès aux soins de santé puisqu'ils sont des PA.

eux-mêmes. Elles ont souligné que les principaux obstacles rencontrés par les PA sont les considérations financières, la distance géographique et le transport. Certaines personnes interrogées ont mentionné que l'argent est la principale raison pour laquelle les PA ne cherchent pas à obtenir des services de santé. La plupart du temps, les PA se rendent à l'UHR à pied en raison du manque de transports publics, ce qui est encore aggravé pendant la saison des pluies car les chemins sont souvent boueux et glissants. L'ambulance n'est utilisée qu'en cas d'urgence. Je cite :

"Kuarta it ikangrunaan a lapped. Nalubo ken nagalis daguiti dalan. Iti kaadduan a gundaway, magmagna daguiti kakabsat nga IPs. Nu iti cas d'urgence, mausar ti ambulansia."

D'après les personnes interrogées, malgré la présence de ces obstacles, les PA continuent de bénéficier de services de santé, même ceux du barangay le plus éloigné de Batbato qui se rendent volontiers au RHU. Les services les plus courants sont ceux qui traitent les rhumes et la toux. Mais pour les cas plus graves, les PA sont le plus souvent emmenés d'urgence à l'hôpital le plus proche, situé dans la plaine.

Niveau d'adéquation, d'utilisation et de satisfaction à l'égard de la prestation des services de santé. Les informateurs clés ont souligné que les programmes et services de santé sont fournis aux PA malgré les limitations des ressources. La diffusion d'informations sur la santé se fait tous les jours, tandis que la " classe des mères " est organisée tous les lundis. En ce qui concerne l'assainissement, le LGU exige des permis sanitaires en collaboration avec la direction de la RHU pour la santé environnementale et l'assainissement.

De même, les informateurs clés ont estimé que les installations sanitaires et les médicaments étaient moyennement adéquats. Et ce, malgré les aveux et les révélations de certaines des personnes interrogées sur l'état réel de la disponibilité des fournitures, des équipements et des installations médicales. Les RHU manquent de fonds pour acheter les fournitures et les médicaments nécessaires. Ce sont les médicaments contre la toux qu'ils ont le plus. La machine à rayons X n'est pas disponible car elle est déjà rouillée. Le programme de soins dentaires ne propose essentiellement que des extractions de dents. Ils ont fait remarquer :

"Hindi pa kami lying-in. Agkurkurang iti pundo a paggatang iti supplies ken agagas. Awan ti X-ray ta aglatin. Daguiti pasyente agsublisublida. Daguiti toux médicaments iti kaaduan."

En conclusion, les informateurs clés reconnaissent qu'il devrait y avoir plus de programmes à mettre en œuvre et plus de services à fournir aux PA. Mais compte tenu de la limitation des ressources financières, la RHU accueille très favorablement les dons des organisations caritatives et des particuliers.

CHAPITRE V : RÉSUMÉ, CONCLUSIONS ET RECOMMANDATIONS

Ce chapitre présente le résumé des résultats, les conclusions et les recommandations de cette étude.

Résumé des conclusions

L'étude a porté sur les comportements de recherche de santé et l'utilisation des soins de santé parmi les peuples indigènes d'Alilem et de Lidlida, Ilocos Sur (Tingguians, Kankanaeys, et Bagos). L'étude s'est concentrée sur les caractéristiques sociodémographiques, l'accès aux soins, les comportements de recherche de santé et la prestation de services de santé. Des données quantitatives (scores moyens de Likert) et qualitatives (thèmes) ont été recueillies et utilisées. Les données quantitatives ont été recueillies à l'aide d'un questionnaire structuré qui a été traduit en dialectes Ilokano, Itneg et Kankanaey et retraduit en anglais. Les données qualitatives ont été recueillies par le biais de groupes de discussion utilisant un guide d'entretien avec les prestataires de soins de la RHU comme informateurs clés.

L'étude a généré les résultats suivants :

1.   La majorité des PA étaient des adultes plus âgés (âge moyen de 66 ans), mariés, répartis également entre les sexes, ayant atteint le niveau élémentaire, affiliés religieusement à l'Église du Christ, pratiquant l'agriculture, ayant un ménage de 4 à 6 membres et vivant sous le seuil de pauvreté (revenu familial mensuel moyen de 2 700 pesos).

2.   En ce qui concerne les comportements de recherche de la santé des personnes interrogées, elles **se sont accordées sur leur** perception de la prestation des soins de santé, mais sont restées **neutres quant** aux croyances en matière de santé, à la structure sociale, à la perception de la gravité de la maladie, à la nécessité d'un traitement, ainsi qu'aux installations et au personnel de santé.

3.   En ce qui concerne les obstacles à l'accès aux soins de santé, les répondants sont restés **neutres** quant aux considérations financières, à la distance géographique et au transport. En revanche, ils **ne sont pas d'accord** pour dire que les contraintes de temps, les barrières socioculturelles et linguistiques, ainsi que le manque de connaissances et de sensibilisation les

empêchent d'accéder aux services de santé.

4.   En ce qui concerne la prestation des services de soins de santé, les répondants sont d'accord pour dire que les services de la RHU sont **modérément adéquats** (3,78), les utilisent **très souvent et** en sont **très satisfaits**. Les soins maternels et infantiles ont obtenu les moyennes les plus élevées en matière d'adéquation, d'utilisation et de satisfaction par rapport aux autres services de soins de santé fournis à l'UHR.

5.   Il existe des corrélations significatives entre les caractéristiques sociodémographiques et les comportements de recherche de santé, tels que :

      a. Relations positives de l'ethnicité avec la structure sociale (0,43) et la perception de la gravité de la maladie (0,38) ;

      b. des relations négatives entre la profession et la structure sociale (-0,28), et la perception de la gravité de la maladie (-0,44) ; et

      c. Relation positive entre la taille du ménage et les croyances en matière de santé (0,38).

6. Il n'y a pas de relation significative trouvée entre les caractéristiques sociodémographiques et les barrières à l'accès aux soins de santé, sauf pour l'éducation dans son ensemble (-0,13).

7.   Il existe des corrélations significatives entre les comportements de recherche de santé et les obstacles à l'accès aux soins, tels que :

      a. Relations positives de la contrainte de temps avec la structure sociale (0,29) et la perception de la gravité de la maladie (0,25) ;

      b. Relation positive entre les considérations financières et la perception de la gravité de la maladie (0,32).

8.   Il existe une relation positive significative entre l'adéquation du programme de nutrition et la perception des installations et du personnel de santé (0,29). Aucune autre relation n'est trouvée entre les comportements de recherche de santé et l'adéquation, l'utilisation et la satisfaction de la prestation de soins de santé.

9.   Il n'y a pas de relation significative entre les obstacles à l'accès aux soins de santé et l'adéquation, l'utilisation et la satisfaction de la prestation des soins de santé.

10.   L'analyse thématique des données qualitatives montre :

a. Les croyances en matière de santé et les pratiques traditionnelles sont toujours respectées par les PA.

b. Les considérations financières constituent le principal obstacle à l'accès aux soins de santé, aggravé par la rareté des transports publics, en particulier dans les régions éloignées.

c. Sensibilisation des PE aux installations disponibles à l'UHR et aux services de soins de santé qu'elle offre, en particulier aux programmes de santé et de nutrition de la mère et de l'enfant.

d. L'UHR est limitée dans la prestation de soins de santé principalement en raison du manque de ressources financières pour acheter les médicaments, les fournitures et les équipements nécessaires.

Conclusions

L'étude permet de créer un profil de base des Tingguians, Kankanaeys et Bagos d'Ilocos Sur. Les résultats de l'étude peuvent augmenter les informations limitées concernant les caractéristiques démographiques et sociales, les comportements de recherche de santé, les obstacles à l'accès aux soins, l'utilisation des services de santé. Il existe un certain nombre de facteurs socio-économiques, culturels et personnels qui peuvent contribuer à expliquer pourquoi les PA sous-utilisent les services de santé offerts par la RHU. Les résultats sur les interrelations de ces variables donnent un aperçu des moyens de développer des changements réactifs au sein du système actuel de soins de santé primaires pour améliorer la prestation de services pour les PA.

Recommandations

En ce qui concerne les constatations et les conclusions, les points suivants sont suggérés :

1.   Les peuples indigènes doivent s'engager dans la responsabilisation personnelle et communautaire, notamment dans le domaine de la santé.

2.   Entreprendre des activités de diffusion par l'utilisation de matériel d'information, d'éducation et de communication en matière de santé afin d'enrichir les connaissances des populations autochtones en matière de santé et de les sensibiliser aux services de santé disponibles, étant donné que la majorité d'entre elles n'ont atteint que le niveau élémentaire.

3.   Les RHU doivent s'efforcer de fournir de manière efficace et effective des services de soins de santé aux populations autochtones en collaborant avec des particuliers, des agences gouvernementales et des organisations non gouvernementales.

4.   Les collectivités territoriales doivent trouver les moyens de moderniser les équipements et les installations de l'URR et de fournir davantage de médicaments et de fournitures pour améliorer la qualité des soins aux clients.

5.   Le NCIP devrait continuer à aider les peuples autochtones à préserver et à documenter les connaissances, les croyances et les pratiques traditionnelles en matière de santé pour les générations à venir.

6.   Des études de profilage devraient être menées auprès d'autres groupes différents de peuples autochtones issus de diverses communautés culturelles autochtones afin d'enrichir la base de données sur les minorités ethniques.

RÉFÉRENCES

Acheson D. *Rapport de l'enquête indépendante sur les inégalités en matière de santé.* Londres : The Stationery Office. 1998.

Andersen RM. (1995). Revisiter le modèle comportemental et l'accès aux soins médicaux : est-ce important ? *J Health Soc Behav*, 36 : 1-10.

Banque asiatique de développement. *Les besoins en santé et en éducation des minorités ethniques dans la sous-région du Grand Mékong. Manille*, Banque asiatique de développement, 2001. Récupéré sur www.adb.org/Documents/Studies/Health

Banque asiatique de développement. *Peuples autochtones/minorités ethniques et réduction de la pauvreté - Philippines.* Manille, Banque asiatique de développement, 2002. Récupéré de www.adb.org/Documents/Reports/Indigenous Peuples

Austin, EA. *Le Bago : Its Origin and Culture.* Cezper Printing Press, A-18 Poblacion, La Trinidad, Benguet, Philippines. 2003.

Bagioan E. *The culture of the Tingguians as revealed in their myths.* Thèse de maîtrise non publiée, Université des Philippines du Nord, Vigan City, 2005.

Callo R, Yago M, Tan IJ, Obra CDNN. *Profil, comportements de recherche de santé et accès aux soins de santé primaires des Isnegs de Dumalneg, Ilocos Norte.* Thèse non publiée, Université d'État Mariano Marcos, Ilocos Norte, 2011.

Casino E. *La nation philippine, les Philippines : Terres et peuples, une géographie culturelle.* Grolier International, Inc, Philippines, 1982.

Cunningham PJ, Cornelius LJ. (1995). L'accès aux soins ambulatoires pour les Indiens d'Amérique et d'Alaska ; l'importance relative des ressources personnelles et communautaires. *Soc Sci Med*, 409 : 393-407.

Dan et al. (2007). Rapport annuel 2007, Bayawan City.

Ministère de la santé. *Objectifs nationaux pour la santé, Philippines 2005-2010.* Ministère de la Santé, Manille, Philippines, 2005.

Diaz VA. (2002). Facteurs culturels dans les soins préventifs : Latinos. *Prim Care Clin Office Pract*, 29 : 503517.

Evangelista MC. *Une étude contextuelle des configurations ethnographiques du peuple indigène de l'île de Negros : Basis for empowerment.* Dissertation non publiée. Université de Sto. Tomas, 1999.

Flores G, Vega LR. (1998). Barrières à l'accès aux soins de santé pour les enfants latinos : A review. *Fam Med, 30* : 196-205.

Feraren AA. *Le folklore de Tuingguian et comment il reflète la culture et le folklore de Tingguian.* Thèse non publiée, Université de San Carlos, Cebu City, 1996.

Foster GM, Anderson BG. Medical Anthropology. John Wiley and Sons Inc. USA, 1980.

Garrett CR, Treichel CJ, Ohmans P. (1998). Barriers to health care for immigrants and nonimmigrants : a comparative study. Minn Med, 81 : 52-55.

Hausmann-Muela S, Ribera JM, Nyamongo I. (2003). Health-seeking behaviour and the health system response. Document de travail n° 14 du Projet sur les priorités en matière de contrôle des maladies.

Jenkins C, Le T, McPhe S, Stewart S. (1996). Accès aux soins de santé et soins préventifs chez les immigrants vietnamiens : Do traditional beliefs and practices pose barriers. *Social Science & Medicine, 43(7) :* 1049-1056.

Jirojwong S, Manderson L. (2002). Santé physique et comportements préventifs en matière de santé chez les femmes thaïlandaises de Brisbane, Australie. *Health Care Women Int*, 23 : 197-206.

Kasl SA, Cobb S. (1966). Health behavior, illness behavior, and sick role behavior : 1. Health and illness behavior. *Archives of Environmental Health, 12,* 246-66.

Kleinman A. *Patients and healers in the context of culture.* Berkeley : University of California press, 1980.

Lucina S. *Prestation de services de soins de santé dans l'unité de santé rurale de Santa, Ilocos Sur.* Thèse de maîtrise non publiée, Université des Philippines du Nord, Vigan City, 2009.

Miranda ML. *Documentation et préservation des connaissances indigènes des Aetas à Sitio Mabilog, Bamban, Tarlac.* Thèse non publiée, Université de Sto. Tomas, Manille, 2011.

Muela HS, Muela R, Nyamongo I. *Health-seeking behaviour and the health system response.*

Document de référence pour le projet prioritaire de contrôle des maladies. 2003.

Commission Nationale des Peuples Autochtones. *Résumé de la population autochtone par tribu/région.* Manille, (non daté).

Commission Nationale des Peuples Indigènes. *NCIP Administrative Order No. : 01 Series of 2006.*

Les directives sur le consentement libre et préalable en connaissance de cause (CLPC) de 2006. NCIP, 2006.

Conseil national de coordination statistique. (2013). Incidence de la pauvreté inchangée, à partir du premier semestre.

2012. Récupéré sur www.nscb.gov.ph.

Office national des statistiques et ORC Macro. *Enquête nationale sur la démographie et la santé 2003.*

Calverton, Maryland : NSO [Philippines], et ORC Macro, 2004.

Nettleton C, Napolitano D, Stephens C. (2007). Un aperçu des connaissances actuelles sur les déterminants sociaux des peuples autochtones. Document de travail.

Palaganas. (2001). *Mainstreaming Indigenous Health Knowledge and Practices.*

Panos PT, Panos AJ. (2000). Un modèle d'évaluation des patients sensibles à la culture dans les soins de santé.

paramètres. *Soc Work Health Care*, 31 : 49-62.

Paqueo, Gonzalez. (2003). Déterminants du comportement de recherche de la santé des Mexicains.

Mouvement pour la santé du peuple. (2005). Medact, Alliance mondiale de la jauge de l'équité. *Observatoire mondial de la santé*

2005-2006. Zed Books, Londres et New York.

Association philippine des sciences sociales de la santé. Social Health, Volume 2 No 3, ISSN 1655-3691, 2005.

Bureau provincial de la santé, province du Mindoro oriental. *Plan d'investissement dans la santé 2006-2010.* Oriental Mindoro, 2005.

Shaikh BT, Hatcher J. (2004). Health seeking behaviour and health service utilization in

Pakistan : Challenging the policy makers. *Journal of Public Health*, 27(1) : 49-54. doi:10.1093/pubmed/fdh207

Scheffers E, Dongen E, Dekker J, Geertzen J, Dekker J. (2006). Barrières potentielles à l'utilisation des services de santé parmi les minorités ethniques : A review. *Family Practice, 23* (3) : 325-348. doi : 10.1093/fampra/cmi113

Smith GD, Chaturvedi N, Harding S, Nazroo J, Williams R. (2000). Ethnic inequalities in health : a review of UK epidemiological evidence. *Crit Public Health*, 10 : 376-407.

Stronks K, Ravelli AC, Reijneveld SA. (2001). Les immigrants aux Pays-Bas : un accès égal pour des besoins égaux ? *J Epidemiol Community Health*, 55 : 701-707.

Torrez R. *Ethnicité, croyances traditionnelles en matière de santé et comportement de recherche de la santé : Guardians' attitudes.* 2004

Wagstaff A. (2002). Pauvreté et inégalités dans le secteur de la santé. *Bulletin de l'Organisation mondiale de la santé*, 80 (2):97-105. Récupéré sur www.who.int/bulletin/archives

Ward H, Mertens TE, Thomas C. (1996). Health-seeking behaviour and the control of sexually transmitted disease. *Hlth Pol Planning,* 12(1) : 19-28.

Wong E, et al. (1987). Accessibilité, qualité des soins et utilisation des soins prénataux aux Philippines. *Social Science and Medicine*, 24(11) : 927-944.

Banque mondiale. *Bulletin philippin sur les services en faveur des pauvres : Summary.* Banque mondiale, Unité de l'environnement et du développement social, Région Asie de l'Est et Pacifique, 2001. Récupéré sur www.worldbank.org/participation

Bureau régional de l'Organisation mondiale de la santé pour le Pacifique occidental. Atteindre les pauvres : les défis de la santé de l'enfant dans la région du Pacifique occidental, 2007. Consulté sur le site www.wpro.who.int

Organisation mondiale de la santé. *Rapport du Secrétariat sur la Décennie internationale des populations autochtones du monde (A55/35), 55e Assemblée mondiale de la santé, 18 avril 2002.* 2002 : OMS Genève.

XinQi D, Chang E, Simon MA. *Évaluation des besoins de santé des personnes âgées chinoises : Findings from*

une étude de recherche participative communautaire dans le quartier chinois de Chicago, 2011.

Sites en ligne

www.chanrobles.com

www.who.int/topics/health

Annexe A 1

Processus de consentement libre et préalable en connaissance de cause

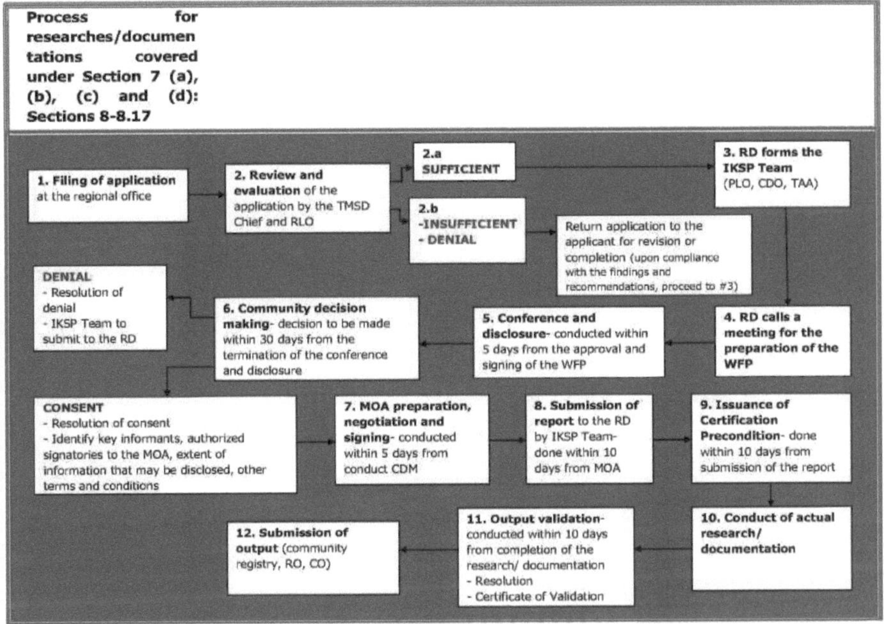

Annexe A 2

Condition préalable à la certification et consentement libre et préalable en connaissance de cause

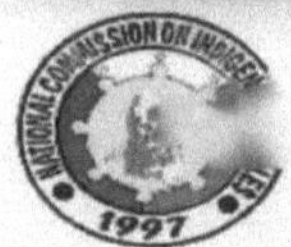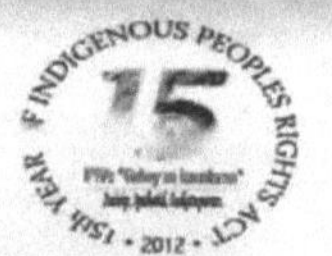

REGIONAL OFFICE NO. 1

Martinez Bldg. Sevilla Norte, Quezon Ave., City of San Fernando, La Union
Tel. Nos. 700 – 4125 • 888 – 4449 Tel. Fax: 700 – 4125
Website: www.ncip.gov.ph • Email: ncip_ro1@yahoo.com

CERTIFICATION PRECONDITION
Control No. RI-ISPO-CNO-2013-04-01

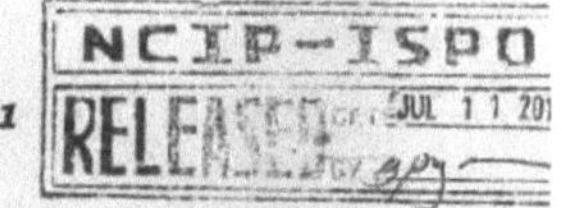

TO WHOM IT MAY CONCERN:

This is to certify that the application of **Dra. MERCITA Q. QUEDDENG in connection with her research study entitled: RESEARCH ON HEALTH SEEKING BEHAVIORS AND HEALTH CARE UTILIZATION AMONG INDIGENOUS PEOPLES OF ILOCOS SUR (particularly Brgy. Suysuyan & Carcarabasa of lidlidda & Brgys. Batbato, Alilem Daya, Kiat & Apaya of Alilem, all in the Province of Ilocos Sur)** has satisfactorily complied with the procedures and processes required for the issuance Certification Precondition (CP) and Free and Prior Informed consent as prescribed under NCIP Administrative Order No. 1, Series of 2012, The Indigenous Knowledge Systems and Practices (IKSPs) and Customary Laws (CLs) Research and Documentation Guidelines of 2012.

This certification is issued in accordance with Section 8.12 of the above mentioned guidelines subject to the terms and conditions of the Memorandum of Agreement entered into and executed between Dra. Mercita Queddeng and the elders of the ICCs/IPs of Lidlidda and Alilem, Ilocos Sur and the National Commission on Indigenous Peoples represented by the undersigned.

Done this 10th day of April, 2013 at the City of San Fernando, La Union, Philippines.

Certified by:

RUBEN S. BASTERO, CESO III
Regional Director

Not valid without seal

Cc: Ancestral Domain Office
Commissioner's Office
Provincial Office
Applicant/Proponent

76

Health Seeking Behavior and Healthcare Utilization Questionnaire For Indigenous Peoples (Version anglaise)

Veuillez fournir les informations nécessaires en remplissant les espaces vides. Ne laissez aucun blanc sans réponse.

I. INFORMATIONS PERSONNELLES

Nom : (facultatif)___________________________________

Âge : ______

Le sexe :__

État civil :
_Single
_Married
_Widow/widower
_Séparé

Niveau d'éducation le plus élevé
Niveau élémentaire
Diplômé de l'enseignement élémentaire
Niveau lycée
Diplôme d'études secondaires
Niveau universitaire
Diplômé de l'université
Diplôme technique/professionnel
Études doctorales

Adhésion aux peuples autochtones
_Tingguian/Itneg
_Kankanaey
_Bago
_Isneg
Autres (veuillez préciser) : _______________________________

Religion
_Catholique romain
_Iglesia Ni Cristo
_Aglipayan
_Mormons
Autres (veuillez préciser) : _______________________________

Profession :
_Farming
Pêche
_Logging
_Carpenterie
Chasse aux animaux sauvages
_Ménage
Autres (veuillez préciser) : _______________________________

Taille du ménage : _______________

Revenu familial brut mensuel : _____________

		Tout à fait d'accord	D'accord	Pas du tout d'accord	Pas d'accord
Croyances en matière de santé					
1	Je préfère consulter des êtres et des objets surnaturels quand je suis malade.				
2	Je préfère consulter des albolarios ou des guérisseurs.				
3	Je préfère utiliser la phytothérapie lorsque je suis malade.				
4	Je préfère prendre des médicaments sans ordonnance quand je suis malade.				
5	Je préfère consulter à l'UHR ou dans un établissement de santé				
Structure sociale					
1	Lorsque je suis malade, je consulte d'abord le chef avant de faire appel aux services de santé du RHU.				
2	Lorsque je suis malade, je consulte les guérisseurs avant d'aller à l'UHR.				
3	Lorsque je suis malade, je consulte d'abord ma famille avant de me rendre à l'UHR.				
4	Je ne consulte personne, je vais juste à l'UHR quand je suis malade.				
Perception de la gravité de la maladie					
1	Ma maladie est légère quand :				
	a. Je peux encore tolérer la douleur				
	b. Je peux continuer à faire mon travail malgré la douleur				
	c. Je peux encore rire malgré la douleur				
2	Ma maladie est grave quand :				
	a. Je ne peux pas faire mon travail				
	b. Je ne peux pas dormir la nuit à cause de la douleur				
	c. Je remarque l'apparition de signes et de symptômes				
Perception de la nécessité d'un traitement					
1	Je consulte un médecin pour un contrôle régulier, même en l'absence de symptômes.				
2	Je consulte un médecin et sollicite les services de santé de l'UHR dès l'apparition des symptômes.				
3	Je consulte un médecin et je fais appel aux services de santé de l'UHR lorsque les symptômes s'aggravent.				
Perception de la prestation des soins de santé					
1	Je vais à l'UHR parce que je sais que mes dossiers médicaux restent confidentiels.				
2	Je vais à la RHU parce que les prestataires de soins de santé sont considérés comme des experts.				
3	Je vais à l'UHR parce que les prestataires de soins de santé me soignent jusqu'à ce que je guérisse.				
4	Je vais à l'UHR parce que j'ai l'impression que les prestataires de soins de santé me considèrent avec respect.				
Perception des installations et du personnel de santé					
1	L'UHR dispose d'un médecin résident				
2	Le personnel de la RHU est en nombre suffisant				
3	Les installations de l'UHR sont complètes.				
4	Les installations de l'UHR sont spécialisées.				
5	Les installations sont facilement disponibles dans la RHU.				

Quand pouvez-vous dire que votre maladie est bénigne ? (autre que ce qui est écrit ci-dessus)

Quand pouvez-vous dire que votre maladie est grave ? (autre que ce qui est écrit ci-dessus)

Quelles autres croyances en matière de santé considérez-vous comme vraies ? Veuillez préciser et décrire chacune d'elles.

Quelles sont les pratiques de santé que vous pratiquez dans votre foyer et dans votre communauté ? Veuillez préciser et décrire chacune d'elles.

III. OBSTACLES AFFECTANT L'ACCÈS AUX SOINS DE SANTÉ

	Tout à fait d'accord	D'accord	Pas du tout d'accord	Pas d'accord
A. Contrainte de temps				
1 Je n'utilise pas les services de santé de l'UHR car cela me prend trop de temps pour me déplacer.				
2 Je n'ai pas assez de temps pour aller à la RHU à cause de mon travail.				
3 Je n'ai pas le temps d'aller à la RHU parce que je dois m'occuper de mes enfants.				
B. Barrière socioculturelle et linguistique				
1 Je me sens gêné lorsque les prestataires de soins de santé de la RHU agissent différemment à mon égard lorsque je ne peux pas suivre leurs instructions.				
2 Je ne comprends pas les mots médicaux que les prestataires de soins de santé de RHU utilisent lorsqu'ils parlent.				
C. Manque de connaissances et de sensibilisation				
1 Je n'accepte jamais que je sois malade, même lorsque je ressens des symptômes.				
2 Je crois que je n'ai pas de maladie, même si quelqu'un me dit que j'en ai une.				
3 Je crois que ma maladie n'est pas si grave, même lorsque je ressens les symptômes de la maladie.				
4 Je crois que ma maladie est due à mes propres erreurs et que personne ne peut m'aider.				
D. Obstacles financiers				
1 Le tarif est cher quand on va à RHU				
2 Les médicaments sont chers				
E. Distance géographique				
1 Le RHU est loin de chez moi				
F. Transport				
1 La disponibilité du transport est un problème lorsqu'on se rend à l'UHR pour une consultation ou un traitement.				
2 La disponibilité des moyens de transport est un problème lorsqu'il s'agit de se rendre à la RHU en cas d'urgence.				

Contraintes de temps
1. Combien de temps vous faut-il pour vous rendre au RHU depuis votre domicile ? (en minutes)
2. Combien de temps vous faudra-t-il pour vous rendre à RHU si vous prenez un tricycle ? (en minutes) ____
3. Combien de temps vous faudra-t-il pour vous rendre à RHU si vous montez dans une jeep ? (en minutes) ____

Obstacles financiers
1. Combien coûte le trajet en tricycle pour se rendre au RHU ? _____
2. Combien coûte le trajet en jeep pour se rendre au RHU ? _______
3. À part le prix du billet, quelles sont les autres dépenses que vous faites ?

Distance géographique
1. Quelle est la distance entre votre domicile et le RHU ? (en kilomètres)
2. Décrivez la route qui mène à votre RHU.
   _____Sol
   _____Béton
   _____Asphalte
   _____Rough
   _____Autres (veuillez préciser) _________________________________

Transport
1. Quels sont les modes de transport couramment utilisés pour se rendre à l'UHR ?
   _____Bicyclette
   _____Tricycle
   _____Jeep
   _____Voiture
   _____Autres (veuillez préciser) _________________________________
2. En cas d'urgence, quel mode de transport votre RHU met-il à votre disposition ?
   _____Aucun
   _____Tricycle
   _____Jeep
   _____Ambulance
   _____Autres (veuillez préciser) _________________________________

Adapté de Obra, et al (2011), Profile, Health Seeking Behaviors, and Access to Primary Health of the Isnegs of Dumalneg, IlocosNorte.

IV. SERVICES DE PRESTATION DE SOINS DE SANTÉ DE L'UNITÉ DE SANTÉ RURALE

Veuillez évaluer le niveau d'adéquation, d'utilisation et de satisfaction des services de santé fournis par la RHU dans votre localité. Veuillez cocher les espaces prévus à cet effet en utilisant l'échelle ci-dessous.

	Adéquation	Utilisation	Satisfaction
5	Hautement adéquat	Toujours utilisé	Très satisfait
4	Modérément adéquat	Souvent utilisé	Moyennement satisfait
3	Adéquat	Parfois utilisé	Satisfaits
2	Modérément inadéquat	Rarement utilisé	Moyennement insatisfait
1	Très insuffisante	Jamais utilisé	Très insatisfait

Services de prestation de soins de santé		Adéquation			Utilisation			Satisfaction		
		1	2 1 3 1 4	5	1	2 1 3 1 4	5	1	2 1 3 1 4	5
A. Soins médicaux										
1.	Consultation des patients sur les maladies transmissibles et non transmissibles									
2.	Orientations médicales pour les examens de laboratoire et le diagnostic									
3.	Réalisation de missions médicales auprès des barangays défavorisés et mal desservis d'une municipalité.									
4.	Programme de diffusion de l'information par l'éducation à la santé, la prévention et la détection précoce des maladies.									
5.	Les provisions pour les médicaments nécessaires aux patients externes									
B. Santé maternelle et infantile										
	Soins maternels									
1	Examen et consultation prénatals									
2	Immunisation par l'anatoxine tétanique									
3	Natal et assistance à l'accouchement ; Soins postnatals									
4	Fourniture de vitamines enrichies en fer et de capsules d'huile iodée ; utilisation de sel iodé dans chaque foyer.									
5	Allaitement maternel exclusif pendant 6 mois									
6	Médicaments pour la grossesse (vitamine A et fer)									
7	Installations pour les soins maternels									
8	Équipement pour les soins maternels									
	Soins aux enfants									
1	Immunisation ; Orientation vers le dépistage néonatal									
2	Supplémentation alimentaire (alimentation complémentaire)									
3	Suivi de la croissance									
4	Médicaments pour la garde des enfants									
5	Gestion correcte des soins aux enfants									
6	Équipement pour la garde d'enfants									
7	Activités à GarantisadongPambata									
C. Programme de soins dentaires										
1	Références dentaires									
2	Consultations dentaires									
3	Fourniture de services et d'installations dentaires tels que									
	a. Extraction d'une dent									
	b. Nettoyage dentaire									
	c. Amalgame									
	d. Denture									

4	Réalisation d'une mission médicale d'orientation et de consultation pour les caries dentaires																			
D. Programmes de planification familiale																				
1	Les programmes de diffusion de l'information pour éduquer les parents sur les avantages des programmes de planification familiale.																			
2	Distribution de contraceptifs tels que les préservatifs, le DMPA, les pilules aux personnes ayant accepté le programme de planification familiale ; visite de suivi des personnes ayant abandonné le programme.																			
3	Suivi et évaluation des nouveaux acceptants du programme de planification familiale																			
4	La réunion de plaidoyer et les assemblées communautaires sur l'utilisation du programme de planification familiale pour la communauté.																			
5	La disponibilité des contraceptifs dans la conduite du programme de planification familiale dans la communauté.																			
E. Programme de nutrition																				
1	La conduite de "l'opération timbang" pour contrôler les enfants mal nourris dans la communauté et la pesée mensuelle des enfants préscolaires de BNVL.																			
2	L'organisation d'un mois de célébration de la nutrition, parrainé par la RHU et les LGU.																			
3	La conduite d'un programme d'alimentation complémentaire pour les enfants souffrant de malnutrition.																			
4	Supplémentation en micronutriments (vitamine A et fer)																			
F. Santé environnementale et assainissement																				
1	Programme de diffusion de l'information dans le cadre de la sensibilisation à la santé environnementale et à l'assainissement.																			
2	Mise en œuvre du programme de gestion des déchets par la collecte des déchets et leur élimination appropriée.																			
3	Mise à disposition de toilettes, d'installations d'assainissement et de poubelles à jeter dans la fosse à compost.																			
4	La présence d'un programme d'hygiène du milieu et d'assainissement pour prévenir la propagation des maladies transmissibles.																			

#																
5	Mesures préventives et programmes visant à éliminer la propagation de la dengue, du choléra, de la fièvre typhoïde et du paludisme.															
6	Surveillance de la qualité de l'eau à travers															
	a. Inspection de l'approvisionnement en eau															
	b. Échantillonnage de l'approvisionnement en eau															
	spection des sources d'eau (chloration)															
7	Assainissement des aliments															
	a. Inspection des établissements alimentaires															
	élivrance de permis sanitaires aux établissements alimentaires															
	élivrance de certificats sanitaires aux manipulateurs d'aliments															
te contre les IRA, la tuberculose et la lèpre																
1	Orientation des soins et des consultations médicales vers la lutte contre les maladies suivantes :															
	a. Infection respiratoire aiguë															
	b. Tuberculose															
	c. Lèpre															
2	Distribution de médicaments pour le contrôle et le traitement de :															
	a. Infection respiratoire aiguë															
	b. Tuberculose															
	c. Lèpre															
3	Visites à domicile et suivi des cas															

Disponibilité d'autres services de santé

1. Y a-t-il un examen de laboratoire disponible à la RHU ?　□ NON □ OUI

Si oui, quels sont les examens de laboratoire qui vous sont proposés ?

__ Analyse d'urine
__ Analyse fécale
__ Tests de dépistage des drogues
__ Numération de la formule sanguine
__ Niveau de sucre dans le sang
__ Tests de grossesse
__ Autres (veuillez préciser) ___________________

2. Des services de diagnostic sont-ils disponibles dans l'UHR ?　□ NON □ OUI

Si oui, quelles sont les procédures de diagnostic disponibles dans l'UHR ?

__ Rayon X
__ CT Scan/MRI
__ Autres (veuillez préciser) ___________________

3. Y a-t-il une pharmacie disponible dans l'UHR ?　□ NON □ OUI

Si oui, quels sont les médicaments disponibles dans la pharmacie ?

__ Analgésiques
__ Antibiotiques
__ Anti-hypertension
__ Médicaments contre la fièvre

Médicaments contre la toux et le rhume
Autres (veuillez préciser) ____

Adopté de Lucina, 2009

**Dagiti Kababalin A Panggun-od Iti Salun-at ken Pannakausar Iti Pannakapatalinaed Salun-at
(Para kadagiti Katutubo)**

Pangngaasiyo ta sungbatanyo kas maikanatad dagiti saludsodmi ken tsekanyo koma dagiti blangko.

I. NGA INPORMASION PERSONNELLE

Nagan (saan nga inkapilitan nga ilanadyo) :

Tawen/Edad : ___________________

Seks _________

Estado iti Biag

__awanan asawa

__addaan asawa

__balo

__nakisina

Kangatuan a nagteng/Nagun-od nga Adal

__elementaria

__nagturpos iti elementaria

__hayskul

__nagturpos iti hayskul

__nangatngato ngem kolehiyo

__dadduma pay (isuratyo koma)

Tribu a nakaikappengan
__Tingguian/Itneg
__Kankanaey
__Bago
__Isneg
__dadduma pay (Ibagayo koma)

Relihion
Romano Katoliko
__Iglesia ni Kristo
__Aglipayano
__Mormon
__Metodista
__dadduma pay (Isuratyo koma)________________

Pagsapulan/Panggedan

__panagtalon

__panagkalap

__panaganup kadagiti atap nga ayup

__panagtagibalay

__dadduma pay (ibagayo koma)

Kaadu iti kameng iti pamilia(*Taille du ménage*)__________________

       Masapulan iti pamilia tunggal bulan ______

Pammati Maipanggep iti Salun-at	Umanamongak Unay	Umanamongak	Saanak Pulos Umanamong	Saanak Nga Umanamong
Croyances en matière de santé				
1 Kaykayatko ti agdawat tulong kadagiti kabunian no masakitak				
2 Kaykayatko ti agpaagas kadagiti minbanawa wenno surkano				
3 Kaykayatko iti aganger kadagiti bulbulong/lanut wennmo ramut ti kayo no agsakitak				
4 Kaykayatko ti agpakonsulta iti RHU no mariknak a kumaro dagiti simtomas ti sakitko.				
Structure sociale				
1 Konsultaek pay nga umuna dagiti albolario sakbay a mapanak iti RHU				
3 Konsultaek pay nga umuna ti pamiliak sakbay a mapanak iti RHU no agsakitak.				
4 Awan konsultaek ken mapanak lattan ti RHU no agsakitak.				
Kapanunotan iti kakaro iti sakit				
1 Ti sakitko ket saan a nakaro				
a.no maibturak pay ti ut-ot a mariknak				
b. no makaobraak latta uray adda sakit a mariknak				
c. no makapagkatawaak uray adda ut-ot a mariknak				
2 Ti sakitko ket nakaro no :				
a. diak maobra toy trabahok				
b. diak makaturog iti rabii gapu iti sakitna				
c. adda simtomas a mariknak				
Kapanunotan no kaano a nasken ken kasapulan a maagasan ti maysa a sakit				
1 Regular panagpatsek-apko iti doktor uray awan mariknak a simtomas toy sakitko				
2 Agpakonsultaak iti doktor iti RHU no adda simtoma a mariknak				
3 Agpakonsultaak iti doktor iti RHU no dagiti simtomas ket nakaron.				
Kapanunotan maipanggep iti pannakaited serbisio iti salun-at				
1 Mapanak iti RHU gapu ta ammok a dagiti rekordko idi masakitak ket awan makakaammo.				
2 Mapanak iti RHU gapu ta dagiti doktor, narses ken staff ket ekspertoda.				
3 Mapanak iti RHU gapu ta dagiti doktor narses ken staff agasandak agingga a malainganak				
4 Mapanak iti RHU gapu ta dagiti doktor, nars ken staff ikkandak iti respeto.				
Kapanunotan maipanggep kadagiti pasilidades ken personel iti RHU				
1 Ti RHU addaan iti agresidente a doktor				
2 Dagiti personel iti RHU ket masnop wenno makaumanaydan.				
3 Dagiti pasilidades iti RHU ket kumpleto.				
4 Dagiti pasilidades iti RHU ket "specialized".				
5 Dagiti pasilidades iti RHU ket available-da a kanayon.				

Kaaano mo a makuna a ti sakitmo ket saan unay a nakaro ?(malaksid kadagiti naisuraten)

Kaano mo a makuna a ti sakitmo ket nakaro ?(malaksid kadagiti naisuraten)

Ania dagit sabsabali a pammati maipapan iti salun-at nga awatem a pudno ? Inaganam koma ket ilawlawagmo dagitoy...

Laapped Mapan iti	Umanamongak unay	Umanamongak	Pulos a diak umanamong	Saanak nga umanamong
Dépassé iti Oras				
1 Saanko a magun-od ti nan-annay a serbisio iti salun-at gapu ta mabayag unay ti pangdaliasatko.				
2 Awan panawenko a mapan iti RHU gapu iti trabahok				
3 Awan panawenko a mapan iti RHU gapu ta awan agaywan kadagiti annakko.				
Dagiti Lapped Mainaig iti Kultura, Pagsasao ken Nakayanakan(Katatao)				
1 Saaanko maawatan dagiti "termes médicaux" nga usaren dagiti docteur, narses ken staff				
Kurang Iti Adal Ken Pannakaawat				
1 Diak awaten a masakitak uray adda mariknak a sintomas.				
2 Mamatiak nga awan sakitko uray ibagada a masakitak,				
3 Ammok a saan a nakaro iti sakitko uray mariknak dagiti simtomasna.				
Dagiti Lapped Mainaig iti Kuarta				
1 Nangina iti plete a mapan iti RHU.				
2 Nangina dagiti agas.				
Kaadayo wenno Kasulinek iti Lugar				
1 Ti RHU ket adayo iti balaymi.				
Transportasion				
1 Awan iti adu a lugan a mapan iti RHU nga agpakonsulta wenno agpaagas.				
2 Awan ti masnop a lugan a mapan iti RHU no adda *emergency.*				

Dépassé iti Oras
1. Mano a minutos iti ipapanmo iti RHU manipud iti balayyo ? .
2. No agluganka iti traysikel, mano a minutos iti ipapanmo iti RHU ? _ .
3. No agluganka iti dyip mano a minutos iti ipapanmo iti RHU ?   .

Dépassé Mainaig iti Kuarta
1. Mano iti maipletem iti tricycle no mapanka iti RHU ? ______
2. Mano iti maipletem iti dyip no mapanka iti RHU ? _______
3. Malaksid iti plete, anaia dagiti sabali a paggastusan a mapan iti RHU/ __ .

Kaadayo ti RHU
1. Kasano kaadayo ti balayyo manipud iti RHU *? (en kilomètres)* .
2. Imustra iti dalan nga agturong iti RHU
______ nadaga wenno nalubo
______ kongkreto/sementado
______ kabatuan
______ Ania paye ? Ilanad___

Transportasion
1. Kasano iti idadanonmo iti RHU ?
______ magmagna
______ agbisikleta
______agtraysikel
______agdyip
______agkotse
______ Ania paye ? Ilanad______

2. Iti tiempo iti "emergency", ania dagiti pagluganan a maited ti RHU-yo ?
______ awan
______ traysikel
       dyip
       ambulance
__________________ dadduma pay(Ilanad)

IV. DAGITI SERBISIO A PANANGIDANON ITI SALUN-AT ITI RHU

Pangngaasiyo ta husgaanyo ti lebel iti kinamasnop, panagaramat ken pannakapnek kadagiti serbisio a panangidanon iti salun-at iti RHU iti lugaryo. Pangngaasiyo ta tsekanyo dagiti blangko ket usarenyo dagiti naited iti baba.

Kinamasnop	**Pannakaaramat**	**Pannakapnek**
5 Masnop unay	Kanayon a naaramat	Napnek Unay
4 Medyo Masnop	Kaadduanna a naramat	Napnek iti Kadunna a Gundaway
3 Masnop	Sumagmamano a naaramat	Napnek
2 Medyo Saan a Masnop	San Unay a naaramat	Medyo a napnek
1 Saan Unay a Masnop	Saan a naaramat	Saan unay a napnek

Dagiti Serbisyo a Pangidanun iti Salun-at	Kinamasnop					Pannakaaramat					Pannakapnek				
	1	2	3	4	5	1	2	3	4	5	1	2	3	4	5
Soins médicaux															
1. Kunsultasion dagiti pasiente kadagiti makaakar ken saan a makaakar a sakit															
2. "Références médicales" para kadagiti pannakaeksamen ken pannakagiagnose a naaramid iti laboratorio.															
3. Pannakaaramis dagiti "missions médicales" kagaditi adayo a barangay iti ili															
4. Programa a panangited inpormasyon babaen iti adal salun-at a pannakatiped ken pannakaamo a nasapa kadagiti salun-at															
5. Dagiti probisyon kadagiti masapul nga agas para kadagiti pasiente a saan nga agpaconfine (out-patients)															
Salun-at Dagiti Annak Ken Inna															
A. Pannakaaywan Kadagiti Inna															
1. " Examen prénatal ken konsultasion ".															
2. Immunisation par l'anatoxine tétanique															
3. Assistance à la naissance et à l'accouchement															
4. Dagiti probisyon kadagiti vitamines enrichies en fer ken capsule d'huile iodée ; pannakaaramat iti sel iodé iti tunggal pamilia.															
5. Panagpasuso agingga iti innem a bulan															
6. Dagiti agas para dagiti masikog (vitamine A et fer)															
7. Dagiti pasilidad para iti pannakaaywan dagiti inna															
B. Pannakaaywan Dagiti Ubbing															
1. Immunisation : orientation vers le dépistage néonatal.															
2. Supplémentation alimentaire (alimentation complémentaire)															
3. Pannakamonitor iti pannagdakkel															
4. Dagiti agas para iti pannakaaywan dagiti ubbing.															
5. Husto a pannakaiwanwan dagiti pannakaaywan dagiti ubbing															
6. Dagiti "équipement" para iti pannakaaywan dagiti ubbing iti RHU															
7. Aktividades para iti "Garantisadong pambat" (en anglais)															
Programme de soins dentaires															
1. Dentaire															
2. Consultations dentaires															
3. Dagiti probisyon para iti serbisyo pasilidades iti ngipen kas :															
a. Pannakaparut dagiti ngioen															
b. Pannakadalus dagiti ngipen															
c. Pannakapasta dagiti ngipen (pose d'amalgames)															
d. Denture (pustiso)															
4. Pannakaaramid iti "mission médicale" para kadagiti "referrals" ken konsultasion para iti															

pannakaaywan dagiti ngipen																				
Programme de planification familiale (Programa Iti Panagplano iti Pamilia)																				
1. Dagiti programmea iti panangiwaras iti inpormasyon iti panangadal kadagiti nagannak maipapan kagaditi programmea iti panagplano iti pamilia																				
2. Pannakaiwaras kadagiti "contraceptifs" kas iti condom, "DMPA", "pilules" kadagiti mangwat iti prorama iti panagplano iti palimia																				
3. Pannakamonitor ken pannakaebaluar kadagiti baro a mangawat iti pprograma ti panagplano iti pamilia																				
4. Dagiti miting a panangsuporta ken dagiti asemblia para niti kummunidad																				
5. Ti kaadda dagiti contraceptives iti pannakaaramid dagiti programa iti pannakaplano iti pamilia iti kommunidad																				
Programme de nutrition																				
1. Ti pannakaaramid iti "Operation Timbng tapnu maamuan dagiti ubbling a "malnourished" iti kommunidad ken binulan a pannakaamo iti kadagsen dagiti saan pay nga agad adal																				
2. Ti pannakaaramid iti selebrasyon iti "Nutrition month kas inesponsoran iti RHU ken LGU".																				
3. Ti pannakaaramid iti "Supplemental Feeding Program" para kadagiti kurang iti timbngna nga ubbing (enfants malnutris)																				
4. Supplémentation en micronutriments (vitamine A et fer).																				
Santé environnementale et assainissement																				
1. Ti programa iti pannakaiwaras iti inpormasyon iti pannakaaramid iti "santé environnementale" ken "sensibilisation à l'assainissement".																				
2. Ti pannakaimplementar ti "waste management program" babaen iti panangpidut kadagiti basura ken husto a panangibelleng kadagitoy																				
3. Ti pannakapaadda kadagiti kasilias "sewage facilities" ken basuraan a maibelleng kadagiti abot																				
4. Ti kaadda dagiti "santé environnementale" ken "assainissement" programme tapno madian iti panagwaras kadagiti makaakar a sakit																				
5. Dagiti wagas a pannakatiped kadagiti programa a mangpasardeng iti panagiwaras iti dengue, choléra, tipos ken malaria																				
6. Pannakakita ti kalidad iti danum babaen iti :																				
a. Pannakainspect ti suplay iti danum																				
b. Alimentation en eau de Pannakapaadda iti sample iti																				
c. Pannakainspect dagiti paggapuan iti danumtayo (chlonination)																				
7. Hygiène alimentaire																				
a. Pannakainspect kadagiti "Établissements d'alimentation".																				
b. Pannakaisyu iti "permis d'accès aux installations sanitaires".																				
c. Pannakaisyu iti "certificats sanitaires" kadagiti "food handlers" (manipulateurs d'aliments)																				
Pannakatiped iti Infection respiratoire aiguë, Panagsarut ken Panaleproso																				
1. Orientation vers les soins médicaux et les consultations																				
a. Infection respiratoire aiguë																				
b. Sarut																				
c. lépreux																				
2. pannakaiwaras kadagiti agaspara iti pannakatiped ken pannakaagas dagiti sumaganad a sakit																				

a. Infection respiratoire aiguë															
b. Sarut															
c. Leproso															
3. Pannakabisita iti balay ken pannaks "follow-up" kadagiti kaso															

Kaadda Kadagiti Sabsabali a Serbisyo Maipanggep iti Salun-at

1. ____Adda kadi pannakaeksamen iti laboratorio na available iti RHU ? ___adda ______ awan

Nu adda, ania dagiti available a pannakaeksamen iti laboratorio a naited kadakayo ?

__________pannakaeksamen dagiti isbo (analyse d'urine0

__________"fécalgie"

__________test de drogue

__________Numération de la formule sanguine

__________lebel iti "sucre dans le sang"

__________"tests de grossesse"

__________dadduma pay (ibagayo kuma"

2. Adda kadi dagiti serbisio nga disponible a pannakammu no adda sakit yo ?

__________adda __________ awan

__________radiographie CT scan

__________dadduma pay (ibagayo kuma) ____________

3. Adda kadi pharmacy nga available iti RHU ? __ adda __ awan

Nu adda, ania dagiti available nga ag-agas iti pharmacy ?

__________analgésiques

__________antibiotiques

__________anti-hyperension

__________dagiti agas iti gurigor

__________ dagiti agas para iti uyekken panateng

__________dadduma pay (ibagayo kuma) ____________

Annexe D

Caractéristiques démographiques des peuples autochtones

Démographie Caractéristiques	Tingguian		Kankanaey		Bago		Dans son ensemble	
Âge	f	%	f	%	f	%	f	%
Au-dessus de 80	3	8.33	1	4.55	1	12.50	5	7.6
71-80	9	25.00	2	9.09	2	25.00	13	19.7
61-70	12	33.33	7	31.82	3	37.50	22	33.3
51-60	5	13.89	11	50.00	2	25.00	18	27.3
50 et moins	7	19.44	1	4.55	-	-	8	12.1
Âge moyen = 66 ans								
Total	36	100.00	22	100.00	8	100.00	66	100.0
Sexe								
Homme	20	55.56	9	40.91	4	50.00	33	50.0
Femme	16	44.44	13	59.09	4	50.00	33	50.0
Total	36	100.00	22	100.00	8	100.00	66	100.0
État civil								
Simple	7	19.44	1	4.55	1	12.50	9	13.6
Marié à	21	58.33	18	81.82	4	50.00	43	65.2
Veuf/veuve	7	19.44	2	9.09	3	37.50	12	18.2
Séparé	1	2.78	1	4.55	-	-	2	3.0
Total	36	100.00	22	100.00	8	100.00	66	100.0
Niveau d'instruction								
Niveau élémentaire	20	55.56	15	68.18	2	25.00	37	56.1
Diplôme élémentaire	6	16.67	6	27.27	3	37.50	15	22.7
Niveau secondaire	4	11.11	1	4.55	2	25.00	7	10.6
Diplômé de l'enseignement secondaire	3	8.33			1	12.50	3	4.5
Niveau collège	2	5.56					2	3.0
Diplôme universitaire	1	2.78					2	3.0
Total	36	100.00	22	100.00	8	100.00	66	100.0
Religion								
catholique romain	12	33.33	4	18.18	1	12.50	16	24.2
Iglesia ni Cristo	5	13.89	1	4.55	1	12.50	6	9.1
Aglipayan	1	2.78	17	77.27	1	12.50	2	3.0
Mormons	1	2.78			5	62.50	2	3.0
Saksi ni Jehovah	3	8.33					4	6.1
Église du Christ	14	38.89					36	54.5
Total	36	100.00	22	100.00	8	100.00	66	100.0
Profession								
L'agriculture	14	38.89	20	90.91	7	87.50	41	62.12
Charpenterie	3	8.33	1	4.55	1	12.50	5	7.58
Chasse aux animaux sauvages	19	52.78	1	4.55			20	30.30
Total	36	100.00	22	100.00	8	100.00	66	100.0
Taille du ménage								
10-12	2	5.56	2	9.09			4	6.06
7-9	9	25.00	3	13.64			12	18.18
4-6	19	52.78	7	31.82			26	39.40
1-3	6	16.67	10	45.45	(1) 1	12.50	23	34.85
					(3) 6	75.00		
Pas de réponse					1	12.50	1	1.51
Total	36	100.00	22	100.00	8	100.00	66	100.0
Revenu familial								
10000	1	2.78					1	1.52
8000	1	2.78					1	1.52
6000	1	2.78					1	1.52
5000	10	27.78	1	4.55			11	16.66
4000			1	4.55			1	1.52
3000	10	27.78	2	9.09			12	18.18
2400	2	5.56	5	22.73			7	10.60
2000	4	11.11	1	4.55			5	7.57
1000	1	2.78	3	13.64			4	6.06
800					1	12.5	1	1.52
500			6	27.27	1	12.50	7	10.60
400			1	4.55			1	1.52
300			1	4.55			1	1.52
Pas de réponse	6	16.67	1	4.55	6	75.00	13	19.69
Total	36	100.00	22	100.00	8	100.00	66	100.0
Moyenne = 2700								

Annexe E

Comportements en matière de santé des populations autochtones de Llocos Sur.

Comportement de recherche de la santé	Tingguian		Kanakanaey		Bago		Dans son ensemble	
	Moyenne	DR	Moyenne	DR	Moyenne	DR	Moyenne	DR
Croyances en matière de santé								
réfère consulter des êtres et des objets surnaturels lorsque je suis malade.	3.64	D'accord	4.41	Tout à fait d'accord	2.88	Neutre	3.64	D'accord
réfère consulter les "mangngilot/minbanawa" ou les guérisseurs.	2.61	Neutre	2.5	Pas d'accord	2.63	Neutre	2.58	Pas d'accord
réfère utiliser les plantes médicinales lorsque je suis malade.	3.39	Neutre	3.45	D'accord	3.25	Neutre	3.36	Neutre
réfère prendre des médicaments en vente libre quand je suis malade.	3.36	Neutre	3.5	D'accord	4.00	D'accord	3.62	D'accord
réfère consulter à l'UHR ou dans un établissement de santé.	3.36	Neutre	3.5	D'accord	4.00	D'accord	3.62	D'accord
Moyenne	**3.27**	**Neutre**	3.47	**D'accord**	3.35	**Neutre**	3.36	**Neutre**
Structure sociale								
onsulte d'abord le chef avant de faire appel aux services de santé de la RHU lorsque je suis malade.	2.19	Pas d'accord	2.23	Pas d'accord	3.25	Neutre	2.56	Pas d'accord
onsulte les guérisseurs avant d'aller à l'UHR lorsque je suis malade.	2.78	Neutre	3.36	Neutre	3.38	Neutre	3.17	Neutre
onsulte d'abord ma famille avant de me rendre à l'UHR lorsque je suis malade.	2.28	Pas d'accord	2.91	Neutre	3.25	Neutre	2.81	Neutre
e consulte personne, je vais juste à l'UHR quand je suis malade.	2.28	Pas d'accord	2.91	Neutre	3.25	Neutre	2.81	Neutre
Moyenne	**2.38**	**Pas d'accord**	2.85	**Neutre**	3.28	**Neutre**	2.84	**Neutre**
Perception de la gravité de la maladie								
1 Ma maladie est bénigne quand :								
a. Je peux encore tolérer la douleur	2.92	Neutre	3.27	Neutre	3.13	Neutre	3.11	Neutre
b. Je peux continuer à faire mon travail malgré la douleur	3.17	Neutre	3.41	D'accord	3.00	Neutre	3.19	Neutre
c. Je peux encore rire malgré la douleur	3.22	Neutre	3.41	D'accord	3.13	Neutre	3.25	Neutre
Moyenne	3.1	Neutre	3.36	Neutre	3.08	Neutre	3.18	Neutre
2 Ma maladie est grave lorsque :								
1. a. Je ne peux pas faire mon travail	3.56	D'accord	3.82	D'accord	3.75	D'accord	3.71	D'accord
2. b. Je ne peux pas dormir la nuit à cause de la douleur	2.69	Neutre	3.73	D'accord	3.75	D'accord	3.39	Neutre
3. c. Je remarque l'apparition de signes et de symptômes	2.81	Neutre	3.64	**D'accord**	3.50	D'accord	3.32	Neutre
4. Moyenne	3.02	Neutre	3.73	**D'accord**	3.67	D'accord	3.32	Neutre
Total Moyenne (maladie)	3.06	**Neutre**	3.55	**D'accord**	3.38	**Neutre**	3.3	**Neutre**
Perception de la nécessité d'un traitement								
1 Je consulte un médecin pour un contrôle régulier, même en l'absence de symptômes.	2.92	Neutre	3.05	**Neutre**	2.88	Neutre	2.95	Neutre
2 Je consulte un médecin et sollicite les services de santé de l'UHR dès l'apparition des symptômes.	3.06	Neutre	3.55	**D'accord**	3.75	D'accord	3.45	D'accord
3 Je consulte un médecin et je cherche des services de santé à l'UHR quand les symptômes s'aggravent.	3.53	D'accord	3.68	**D'accord**	3.50	D'accord	3.57	D'accord
Moyenne	3.17	**Neutre**	3.43	**D'accord**	3.38	**Neutre**	3.33	**Neutre**
Perception de la prestation des soins de santé								
1 Je vais à l'UHR parce que je sais que mes dossiers médicaux restent confidentiels.	3.39	Neutre	3.27	**Neutre**	3.88	D'accord	3.51	D'accord
2 Je vais à la RHU parce que les prestataires de soins de santé sont considérés comme des experts.	3.58	D'accord	3.45	**D'accord**	3.88	D'accord	3.64	D'accord
3 Je vais à l'UHR parce que les prestataires de soins de santé me traitent jusqu'à ce que je guérisse.	3.44	D'accord	3.77	**D'accord**	3.88	D'accord	3.7	D'accord
4 Je vais à la RHU parce que j'ai l'impression que les soins de santé les fournisseurs me respectent	3.53	D'accord	3.5	**D'accord**	3.63	D'accord	3.55	D'accord
Moyenne	3.49	**D'accord**	3.5	**D'accord**	3.81	**D'accord**	3.6	**D'accord**
Perception des installations et du personnel de santé								
1 L'UHR dispose d'un médecin	3.58	D'accord	3.27	**Neutre**	3.50	D'accord	3.45	D'accord

	résident								
2	Le personnel de la RHU est en nombre suffisant	3.39	Neutre	2.36	**Pas d'accord**	3.38	Neutre	3.04	Neutre
3	Les installations de l'UHR sont complètes.	2.89	Neutre	1.86	**Pas d'accord**	2.88	Neutre	2.54	Pas d'accord
4	Les installations de l'UHR sont spécialisées.	2.14	Pas d'accord	2.18	**Pas d'accord**	3.00	Neutre	2.44	Pas d'accord
5	Les installations sont facilement disponibles dans la RHU.	2.14	Pas d'accord	2.18	**Pas d'accord**	3.00	Neutre	2.44	Pas d'accord
	Moyenne	2.83	**Neutre**	2.37	Pas d'accord	3.15	**Neutre**	2.78	**Neutre**
	Dans son ensemble	3.03	**Neutre**	3.2	**Neutre**	3.39	**Neutre**	3.2	**Neutre**

Obstacles à l'accès aux soins de santé

Obstacles aux soins de santé Accès	Tingguian		Kanakanaey		Bagos		Dans son ensemble	
	Moyenne	DR	Moyenne	DR	Moyenne	DR	Moyenne	DR
Contrainte de temps								
1 Je n'utilise pas les services de santé de l'UHR car cela me prend trop de temps pour me déplacer.	1.42	**Pas du tout d'accord**	**3.59**	D'accord	**3.25**	Neutre	**2.59**	Pas d'accord
2 Je n'ai pas assez de temps pour aller à la RHU à cause de mon travail.	1.53	**Pas du tout d'accord**	**3.09**	Neutre	**2.88**	Neutre	**2.5**	Pas d'accord
3 Je n'ai pas le temps d'aller à la RHU parce que je dois m'occuper de mes enfants.	1.44	**Pas du tout d'accord**	**3.36**	Neutre	**2.75**	Neutre	**2.52**	Pas d'accord
Moyenne	**1.46**	**Pas du tout d'accord**	**3.35**	**Neutre**	**2.96**	**Neutre**	**2.54**	**Pas d'accord**
Barrière socioculturelle et linguistique								
1 Je me sens gêné lorsque les prestataires de soins de santé de la RHU agissent différemment à mon égard lorsque je ne peux pas suivre leurs instructions.	1.53	**Pas du tout d'accord**	1.86	Pas d'accord	2.38	Pas d'accord	1.92	Pas d'accord
2 Je ne comprends pas les mots médicaux que les prestataires de soins de santé de la RHU utilisent lorsqu'ils parlent.	1.64	**Pas du tout d'accord**	2.18	Pas d'accord	2.5	Pas d'accord	2.11	Pas d'accord
Moyenne	**1.58**	**Pas du tout d'accord**	**2.02**	**Pas d'accord**	**2.44**	**Pas d'accord**	**2.01**	**Pas d'accord**
Manque de connaissances et de sensibilisation								
1 Je n'accepte jamais que je sois malade, même lorsque je ressens des symptômes.	1.64	**Pas du tout d'accord**	2.18	Pas d'accord	2.5	Pas d'accord	2.11	Pas d'accord
2 Je crois que je n'ai pas de maladie, même si quelqu'un me dit que j'en ai une.	1.44	**Pas du tout d'accord**	2.59	Pas d'accord	2.5	Pas d'accord	2.18	Pas d'accord
3 Je crois que ma maladie n'est pas si grave, même si je... ressentir les symptômes de la maladie.	1.31	**Pas du tout d'accord**	2.82	Pas d'accord	**2.88**	Neutre	**2.34**	Pas d'accord
4 Je crois que mon maladie est due à mon ses propres erreurs et que personne ne pouvait aidez-moi.	1.46	Fortement ne pas être d'accord	2.54	Neutre	2.5	Pas d'accord	2.17	Pas d'accord
Moyenne	**1.46**	**Pas du tout d'accord**	**2.55**	**Pas d'accord**	**2.59**	**Pas d'accord**	**2.2**	**Pas d'accord**
Obstacles financiers								
1 Le tarif est cher en allant à RHU	1.61	Fortement ne pas être d'accord	3.32	Neutre	3.13	Neutre	2.69	Neutre
2 Les médicaments sont coûteux	1.72	Fortement ne pas être d'accord	3.27	Neutre	3.63	D'accord	2.87	Neutre
Moyenne	**1.67**	**Pas du tout d'accord**	**3.3**	**Neutre**	**3.38**	**Neutre**	**2.78**	**Neutre**
Distance géographique								
1 La RHU est loin de ma maison	**1.61**	Fortement ne pas être d'accord	**3.64**	D'accord	**3.5**	D'accord	**2.92**	Neutre
Transport								
1 La disponibilité du transport est un problème lorsqu'on se	1.56	Fortement ne pas être	3.64	D'accord	3.5	D'accord	2.9	Neutre

	rend à l'UHR pour une consultation ou un traitement.		d'accord					
2	Disponible sur le transport est une préoccupation lorsqu'on se rend à l'UHR en cas d'urgence	1.47	Fortement ne pas être d'accord	3.64	D'accord	3.5	D'accord	2.87	Neutre
	Moyenne	**1.51**	**Pas du tout d'accord**	**3.64**	**D'accord**	**3.5**	**D'accord**	**2.88**	**Neutre**
	Dans son ensemble	**1.55**	Pas du tout d'accord	**3.08**	Neutre	**3.06**	Neutre	**2.56**	**Pas d'accord**

Annexe G

Niveau d'adéquation, d'utilisation et de satisfaction des services de santé chez les Tingguiens

Services de prestation de soins de santé	Adéquation Moyenne	Note descriptive	Utilisation Moyenne	Note descriptive	Satisfaction Moyenne	Note descriptive
Soins médicaux						
1. Consultation des patients sur transmissibles et non transmissibles maladies contagieuses	3.00	Adéquat	**3.00**	Souvent	**3.00**	Modérément satisfaite
2. Orientations médicales pour les examens de laboratoire et diagnostic	3.28	Adéquat	3.17	Souvent	**3.28**	Modérément satisfaite
3. Conduite de missions médicales avec des personnes déprimées et barangays sans mérite d'un municipalité	3.28	Adéquat	3.19	Souvent	**3.28**	Modérément satisfaite
4. Diffusion de l'information programme par la santé l'éducation, la prévention et la détection précoce des maladies	3.64	Modérément adéquat	3.56	Très souvent	3.64	Très satisfaite
5. Les dispositions relatives à la les médicaments nécessaires à l'out- patients	3.92	Modérément adéquat	3.89	Très souvent	3.92	Très satisfaite
Moyenne	**3.42**	**Modérément adéquat**	**3.36**	**Souvent**	**3.42**	**Très satisfaite**
B. Santé maternelle et infantile						
Soins maternels						
1 Examen prénatal et consultation	4.61	Haut de gamme adéquat	**4.53**	Toujours	4.61	Extrêmement satisfaite
2 Immunisation par l'anatoxine tétanique	4.50	Haut de gamme adéquat	**4.31**	Toujours	**4.50**	Extrêmement satisfaite
3 Natalité et accouchement assistance ; soins postnatals	4.36	Haut de gamme adéquat	4.19	Très souvent	4.36	Extrêmement satisfaite
4 Provisions de fer fortifié vitamines et huile iodée capsule ; utilisation de sel iodé dans chaque foyer.	4.36	Haut de gamme adéquat	**4.31**	Toujours	4.36	Extrêmement satisfaite
5 Allaitement exclusif pendant 6 ans mois	4.67	Haut de gamme adéquat	4.64	Toujours	4.67	Extrêmement satisfaite
6 Médicaments pour la grossesse (Vitamine A et fer)	4.66	Haut de gamme adéquat	4.63	Toujours	4.66	Extrêmement satisfaite
7 Installations pour les soins maternels	**4.33**	Haut de gamme adéquat	**4.31**	Toujours	**4.33**	Extrêmement satisfaite
8 Équipement pour les soins maternels	4.36	Hautement adéquat	4.64	Toujours	4.33	Extrêmement satisfait
Moyenne	**4.48**	**Hautement adéquat**	**4.45**	**Toujours**	**4.47**	**Extrêmement satisfait**
Soins aux enfants						
1 Immunisation ; orientation vers dépistage des nouveau-nés	4.56	Haut de gamme adéquat	4.53	Toujours	4.56	Extrêmement satisfaite
2 Complément alimentaire (alimentation complémentaire)	4.44	Haut de gamme adéquat	4.42	Toujours	4.44	Extrêmement satisfaite
3 Suivi de la croissance	4.28	Haut de gamme adéquat	4.28	Toujours	4.28	Extrêmement satisfaite
4 Médicaments pour la garde des enfants	4.36	Haut de gamme adéquat	4.36	Toujours	4.36	Extrêmement satisfaite
5 Garde d'enfants correcte la direction de RHU	4.22	Haut de gamme adéquat	4.42	Toujours	4.22	Extrêmement satisfaite
6 Équipement pour la garde d'enfants	4.19	Modérément adéquat	4.28	Toujours	4.19	Très satisfaite
7 Garantisadong Pambata Activités	4.28	Haut de gamme adéquat	4.28	Toujours	4.36	Extrêmement satisfaite

95

Moyenne	4.33	Haut de gamme adéquat	4.34	Toujours	4.34	Extrêmement satisfaite
C. Programme de soins dentaires						
1 Références dentaires	3.42	Modérément adéquat	3.56	Très souvent	3.39	Modérément satisfaite
2 consultations dentaires	3.33	Adéquat	3.33	Souvent	3.31	Modérément satisfaite
3 Fourniture de services et d'installations dentaires tels que						
e. Extraction d'une dent	3.50	Modérément adéquat	3.53	Très souvent	3.42	Très satisfaite
f. Nettoyage dentaire	3.64	Modérément adéquat	3.83	Très souvent	3.75	Très satisfaite
g. Amalgame	3.83	Modérément adéquat	3.97	Très souvent	3.83	Très satisfaite
h. Denture	3.89	Modérément adéquat	3.89	Très souvent	3.94	Très satisfaite
Moyenne	3.60	Modérément adéquat	3.68	Très souvent	3.61	Très satisfaite
4 Conduite de la mission médicale pour les renvois et les consultations pour les caries dentaires	3.94	Modérément adéquat	4.00	Très souvent	4.03	Très satisfaite
Moyenne	**3.60**	**Modérément adéquat**	**3.68**	**Très souvent**	**3.62**	**Très satisfaite**
D. Programmes de planning familial (PPF)						
1 Diffusion de l'information dans l'éducation des les parents sur l'avantage de FPP	4.08	Modérément adéquat	4.00	Très souvent	4.14	Très satisfaite
2 Distribution de contraceptifs comme le préservatif, le DMPA, les pilules aux accepteurs de la FPP ; Visite de suivi pour déposer outs.	4.28	Haut de gamme adéquat	4.19	Très souvent	4.36	Extrêmement satisfaite
3 Suivi et évaluation de nouveaux accepteurs du FPP	4.28	Haut de gamme adéquat	4.31	Toujours	4.36	Extrêmement satisfaite
4 Réunion de plaidoyer et assemblées communautaires sur l'utilisation du FPP pour la communauté.	4.36	Hautement adéquat	4.39	Toujours	4.31	Extrêmement satisfait
5 Disponibilité des contraceptifs dans la conduite du PPF au sein de la communauté.	4.33	Haut de gamme adéquat	4.36	Toujours	4.39	Extrêmement satisfaite
Moyenne	**4.27**	**Haut de gamme adéquat**	**4.25**	**Toujours**	**4.31**	**Extrêmement satisfaite**
E. Programme de nutrition						
1 La conduite de l'"Opération Timbang" pour contrôler les enfants souffrant de malnutrition dans la communauté et pesée mensuelle des enfants préscolaires de BNVL.	4.14	Modérément adéquat	4.25	Toujours	4.19	Très satisfaite
2 La conduite de la nutrition mois de célébration parrainé par la RHU et les LGU.	4.42	Haut de gamme adéquat	4.44	Toujours	4.44	Extrêmement satisfaite
3 La conduite de programme d'alimentation complémentaire pour les enfants souffrant de malnutrition.	4.25	Haut de gamme adéquat	4.25	Toujours	4.25	Extrêmement satisfaite
4 Micronutriments supplémentation (vitamine A et fer)	4.17	Modérément adéquat	4.14	Très souvent	4.17	Très satisfaite
Moyenne	**4.24**	**Haut de gamme adéquat**	**4.27**	**Toujours**	**4.26**	**Extrêmement satisfaite**
F. Santé environnementale et assainissement						
1 Diffusion de l'information dans la conduite d'un programme de sensibilisation à la santé environnementale et à l'assainissement.	4.17	Modérément adéquat	4.19	Très souvent	4.29	Extrêmement satisfaite
2 Mise en œuvre des déchets le programme de gestion des déchets par la collecte des déchets et leur élimination appropriée.	3.53	Modérément adéquat	3.47	Très souvent	3.47	Très satisfaite
3 Fourniture de toilettes, d'égouts les installations et les déchets peuvent être jetés dans la fosse à compost.	3.31	Adéquat	3.33	Souvent	3.33	Modérément satisfaite
4 La présence de programme d'hygiène du milieu et	3.89	Modérément adéquat	3.89	Très souvent	3.89	Très satisfaite

d'assainissement pour prévenir la propagation des maladies transmissibles						
5 Mesures préventives et des programmes visant à éliminer la propagation de la dengue, du choléra, de la fièvre typhoïde et du paludisme	3.86	Modérément adéquat	3.89	Très souvent	3.89	Très satisfaite
6 Surveillance de la qualité de l'eau à travers d. Inspection de l'approvisionnement en eau	4.06	Modérément adéquat	4.06	Très souvent	4.06	Très satisfait
e. Échantillonnage de l'approvisionnement en eau	4.00	Modérément adéquat	4.00	Très souvent	4.00	Très satisfaite
f. Inspection de l'eau sources (chloration)	4.03	Modérément adéquat	4.03	Très souvent	4.03	Très satisfaite
Moyenne	4.03	Modérément adéquat	4.03	Très souvent	4.03	Très satisfaite
7 Assainissement des aliments d. Inspection des aliments établissements	4.00	Modérément adéquat	4.00	Très souvent	4.00	Très satisfaite
e. Délivrance d'une carte sanitaire permis d'alimentation établissements	4.11	Modérément adéquat	4.11	Très souvent	4.11	Très satisfaite
f. Délivrance d'un certificat de santé certificats pour les aliments manipulateurs	4.22	Haut de gamme adéquat	4.22	Toujours	4.22	Extrêmement satisfaite
Moyenne	4.11	Modérément adéquat	4.11	Très souvent	4.11	Très satisfaite
Moyenne	**3.84**	**Modérément adéquat**	**3.84**	**Très souvent**	**3.84**	**Très satisfaite**
G. Lutte contre les infections respiratoires aiguës, la tuberculose et la lèpre						
1 Orientation des soins et des consultations médicales vers la lutte contre les maladies suivantes :						
d. Infection respiratoire aiguë	4.08	Modérément adéquat	4.08	Très souvent	4.08	Très satisfaite
e. Tuberculose	3.94	Modérément adéquat	3.94	Très souvent	3.94	Très satisfaite
f. Lèpre	4.03	Modérément adéquat	4.00	Très souvent	4.00	Très satisfaite
Moyenne	**4.02**	**Modérément adéquat**	**4.01**	**Très souvent**	**4.01**	**Très satisfaite**
2 Distribution de médicaments pour le contrôle et le traitement de :						
d. Infection respiratoire aiguë	3.94	Modérément adéquat	3.97	Très souvent	3.97	Très satisfaite
e. Tuberculose	4.06	Modérément adéquat	4.06	Très souvent	4.06	Très satisfaite
f. Lèpre	4.03	Modérément adéquat	4.03	Très souvent	4.03	Très satisfaite
Moyenne	**4.01**	**Modérément adéquat**	**4.02**	**Très souvent**	**4.02**	**Très satisfaite**
3 Visites à domicile et suivi des cas	4.19	Modérément adéquat	4.19	Très souvent	4.19	Très satisfaite
Moyenne	**4.07**	**Modérément adéquat**	**4.07**	**Très souvent**	**4.07**	**Très satisfaite**
Dans son ensemble	**4.03**	Modérément adéquat	**4.03**	Très souvent	**4.04**	Très satisfaite

Annexe H

Niveau d'adéquation, d'utilisation et de satisfaction des services de santé chez les Kankanaeys

Services de prestation de soins de santé	Adéquation		Utilisation		Satisfaction	
	Moyenne	Note descriptive	Moyenne	Note descriptive	Moyenne	Note descriptive
A. Soins médicaux						
1. Consultation des patients sur transmissibles et non transmissibles maladies contagieuses	4.91	Haut de gamme adéquat	4.36	Toujours	4.36	Extrêmement satisfaite
2. Orientations médicales pour les examens de laboratoire et diagnostic	2.18	Modérément inadéquat	2.32	Rarement	2.64	Modérément satisfaite
3. Conduite de missions médicales avec des personnes déprimées et barangays sans mérite d'un municipalité	3.05	Adéquat	2.95	Souvent	3.05	Modérément satisfaite
4. Diffusion de l'information programme par la santé l'éducation, la prévention et la détection précoce des maladies	3.14	Adéquat	3.00	Souvent	3.32	Modérément satisfaite
5. Les dispositions relatives à la les médicaments nécessaires à l'out- patients	3.59	Modérément adéquat	3.36	Souvent	4.09	Très satisfaite
Moyenne	**3.37**	**Adéquat**	**3.20**	**Souvent**	**3.49**	**Très satisfaite**
B. Santé maternelle et infantile						
Soins maternels						
1 Examen prénatal et consultation	4.41	Haut de gamme adéquat	4.68	Toujours	4.86	Extrêmement satisfaite
2 Immunisation par l'anatoxine tétanique	**4.36**	Haut de gamme adéquat	4.82	Toujours	4.73	Extrêmement satisfaite
3 Natalité et accouchement assistance ; soins postnatals	**3.68**	Modérément adéquat	3.77	Très souvent	3.68	Très satisfaite
4 Provisions de fer fortifié vitamines et huile iodée capsule ; utilisation de sel iodé dans chaque foyer.	3.14	Adéquat	3.55	Très souvent	3.50	Très satisfaite
5 Allaitement exclusif pendant 6 ans mois	**3.64**	Modérément adéquat	3.73	Très souvent	3.73	Très satisfaite
6 Médicaments pour la grossesse (Vitamine A et fer)	**3.86**	Modérément adéquat	3.86	Très souvent	3.64	Très satisfaite
7 Installations pour les soins maternels	4.36	Hautement adéquat	4.27	Toujours	4.45	Extrêmement satisfait
8 **Équipement pour les soins maternels**	3.14	Adéquat	3.73	Très souvent	4.45	Extrêmement satisfait
Moyenne	**3.83**	**Modérément adéquat**	**4.05**	**Très souvent**	**4.13**	**Très satisfaite**
Soins aux enfants						
1 **Immunisation ; orientation vers dépistage des nouveau-nés**	4.73	Haut de gamme adéquat	4.82	Toujours	4.59	Extrêmement satisfaite
2 **Compléments alimentaires** (alimentation complémentaire)	3.86	Modérément adéquat	3.73	Très souvent	3.55	Très satisfaite
3 Suivi de la croissance	4.73	Haut de gamme adéquat	4.36	Toujours	4.32	Extrêmement satisfaite
4 Médicaments pour la garde des enfants	3.82	Modérément adéquat	3.45	Très souvent	3.36	Modérément satisfaite
5 Soins corrects pour les enfants **la direction de RHU**	3.64	Modérément adéquat	3.82	Très souvent	3.41	Très satisfaite
6 Équipement pour la garde d'enfants	3.45	Modérément adéquat	3.82	Très souvent	3.50	Très satisfaite
7 Garantisadong Pambata	4.73	Haut de gamme	4.36	Toujours	3.36	Modérément

	Activités			gamme adéquat			satisfaite
Moyenne		**4.14**	**Modérément adéquat**	**4.05**	**Très souvent**	**3.73**	**Très satisfaite**

	C. Programme de soins dentaires						
1	Références dentaires	3.18	Adéquat	3.23	Souvent	2.95	Moyennement satisfait
2	Consultations dentaires	2.55	Modérément inadéquat	2.50	Rarement	2.41	Légèrement satisfaite
3	Fourniture de services et d'installations dentaires tels que						
	a. Extraction d'une dent	3.05	Adéquat	2.95	Souvent	3.27	Moyennement satisfait
	b. Nettoyage dentaire	1.91	Modérément inadéquat	1.91	Rarement	2.23	Légèrement satisfaite
	c. Amalgame	1.82	Modérément inadéquat	1.36	Jamais	2.14	Légèrement satisfaite
	d. Denture	1.86	Modérément inadéquat	2.23	Rarement	2.45	Légèrement satisfaite
	Moyenne	**2.16**	Modérément inadéquat	**2.11**	Rarement	**2.52**	Légèrement satisfaite
4	Conduite de la mission médicale pour l'orientation et la consultation en matière de caries dentaires	2.27	Modérément inadéquat	2.77	Souvent	2.77	Modérément satisfaite
Moyenne		**2.54**	**Modérément inadéquat**	**2.66**	**Souvent**	**2.67**	**Modérément satisfaite**

	D. Programmes de planning familial (PPF)						
1	TDiffusion de l'information des programmes d'éducation des parents sur les avantages du PPF.	3.45	Modérément adéquat	3.91	Très souvent	3.95	Très satisfaite
2	Distribution de contraceptifs tels que préservatifs, DMPA, pilules aux acceptants du FPP ; Visite de suivi pour les abandons.	3.64	Modérément adéquat	3.91	Très souvent	3.77	Très satisfaite
3	Suivi et évaluation de les nouveaux acceptants du programme de planning familial	3.09	Adéquat	2.95	Souvent	3.09	Modérément satisfaite
4	Réunion de plaidoyer et des assemblées communautaires sur l'utilisation du FPP pour la communauté.	3.77	Modérément adéquat	3.59	Très souvent	3.95	Très satisfaite
5	Disponibilité des contraceptifs dans la conduite du PPF au sein de la communauté.	4.27	Haut de gamme adéquat	3.95	Très souvent	3.64	Très satisfaite
Moyenne		**3.65**	**Modérément adéquat**	**3.66**	**Très souvent**	**3.68**	**Très satisfaite**

	E. Programme de nutrition						
1	La conduite de l'"opération timbang" pour vérifier les enfants mal nourris dans les communauté et pesée mensuelle des enfants d'âge préscolaire de BNVL	2.09	Haut de gamme inadéquat	1.77	Jamais	2.27	Légèrement satisfaite
2	La conduite de la nutrition mois de célébration parrainé par la RHU et les LGU.	4.91	Haut de gamme adéquat	4.41	Toujours	4.32	Extrêmement satisfaite
3	La conduite de programme d'alimentation complémentaire pour les enfants souffrant de malnutrition.	2.95	Adéquat	3.23	Souvent	3.32	Modérément satisfaite
4	Micronutriments supplémentation (vitamine A et fer)	3.09	Adéquat	3.32	Souvent	2.91	Modérément satisfaite
Moyenne		**3.26**	**Adéquat**	**3.18**	**Souvent**	**3.20**	**Modérément satisfaite**

	F. Santé environnementale et assainissement						
1	Diffusion de l'information dans la conduite d'un programme de sensibilisation à la santé environnementale et à l'assainissement.	4.23	Haut de gamme adéquat	4.55	Toujours	4.45	Extrêmement satisfaite
2	Mise en œuvre des déchets le programme de gestion des déchets par la collecte des déchets et leur élimination appropriée.	3.86	Modérément adéquat	3.59	Très souvent	3.64	Très satisfaite
3	Fourniture de toilettes, d'égouts les installations et les déchets peuvent être jetés dans la fosse à compost.	3.68	Modérément adéquat	3.95	Très souvent	3.50	Très satisfaite
4	La présence de	4.23	Haut de gamme	4.55	Toujours	4.00	Très

		Adéquation		Fréquence		Satisfaction
programme d'hygiène du milieu et d'assainissement pour prévenir la propagation des maladies transmissibles		adéquat				satisfaite
5 Mesures préventives et des programmes visant à éliminer la propagation de la dengue, du choléra, de la fièvre typhoïde et du paludisme	4.77	Haut de gamme adéquat	4.86	Toujours	4.23	Extrêmement satisfaite
6 Surveillance de la qualité de l'eau à travers						
a. Inspection de l'approvisionnement en eau	4.64	Haut de gamme adéquat	4.41	Toujours	4.09	Très satisfaite
b. Échantillonnage de l'approvisionnement en eau	3.86	Modérément adéquat	3.77	Très souvent	3.82	Très satisfaite
c. Inspection de l'eau sources (chloration)	3.59	Modérément adéquat	3.18	Souvent	3.09	Modérément satisfaite
Moyenne	4.03	Modérément adéquat	3.79	Très souvent	3.67	Très satisfaite
7 Assainissement des aliments						
a. Inspection des aliments établissements	4.36	Haut de gamme adéquat	3.77	Très souvent	3.91	Très satisfaite
b. Délivrance d'une carte sanitaire permis aux établissements alimentaires	3.45	Modérément adéquat	3.36	Souvent	3.36	Modérément satisfaite
c. Délivrance d'un certificat de santé certificats pour les manipulateurs d'aliments	2.68	Adéquat	**2.95**	souvent	**2.95**	Modérément satisfaite
Moyenne	3.50	Modérément adéquat	3.36	Souvent	3.41	Très satisfaite
Moyenne	**4.04**	**Modérément adéquat**	**4.09**	**Très souvent**	**3.84**	**Très satisfaite**
G. Lutte contre les infections respiratoires aiguës, la tuberculose et la lèpre						
1 Orientation des soins et des consultations médicales vers la lutte contre les maladies suivantes :						
a. Infection respiratoire aiguë	2.41	Modérément inadéquat	2.36	Rarement	3.27	Modérément satisfaite
b. Tuberculose	**2.68**	Adéquat	2.73	Souvent	2.73	Moyennement satisfait
c. Lèpre	**2.68**	Adéquat	**2.77**	Souvent	**2.77**	Moyennement satisfait
Moyenne	**2.59**	Modérément adéquat	**2.62**	Souvent	2.93	Modérément satisfaite
2 Distribution de médicaments pour le contrôle et le traitement de :						
a. Infection respiratoire aiguë	**2.82**	Adéquat	**2.82**	Souvent	2.91	Moyennement satisfait
b. Tuberculose	**2.77**	Adéquat	**2.86**	Souvent	**2.95**	Moyennement satisfait
c. Lèpre	**2.82**	Adéquat	**2.82**	Souvent	**2.82**	Moyennement satisfait
Moyenne	2.80	Adéquat	2.83	Souvent	**2.89**	Moyennement satisfait
3 Visites à domicile et suivi des cas	2.91	Adéquat	3.09	Souvent	3.09	Modérément satisfaite
Moyenne	**2.77**	**Adéquat**	**2.85**	**Souvent**	**2.97**	**Moyennement satisfait**
Dans son ensemble	**3.45**	**Modérément Adéquat**	**3.47**	**Très souvent**	**3.46**	**Très satisfaite**

Annexe I

Niveau d'adéquation, d'utilisation et de satisfaction des services de santé chez les Bagos

Services de prestation de soins de santé	Adéquation		Utilisation		Satisfaction	
	Moyenne	Note descriptive	Moyenne	Note descriptive	Moyenne	Note descriptive
A. Soins médicaux						
1 Consultation des patients sur transmissibles et non transmissibles maladies contagieuses	3.5	Modérément Adéquat	3.38	Souvent	3.38	Modérément satisfaite
2 Recommandations médicales pour le laboratoire examens et diagnostic	3.38	Adéquat	**3.63**	Très souvent	3.63	Très satisfaite
3 Conduite de missions médicales avec déprimée et imméritée barangays d'une municipalité	1.5	Haut de gamme inadéquat	2.75	Souvent	2.75	Modérément satisfaite
4 Diffusion de l'information par le biais de l'éducation à la santé, prévention et détection précoce de maladies	4.5	Haut de gamme adéquat	3.75	Très souvent	3.75	Très satisfaite
5 Les dispositions relatives aux les médicaments pour les patients externes	**3.88**	Modérément Adéquat	**3.38**	Souvent	3.38	Modérément satisfaite
Moyenne	**3.35**	**Adéquat**	**3.38**	**Souvent**	**3.38**	**Modérément satisfaite**
B. Santé maternelle et infantile						
Soins maternels						
1 Examen prénatal et consultation	3.5	Modérément Adéquat	**3.25**	Souvent	3.25	Modérément satisfaite
2 Immunisation par l'anatoxine tétanique	3.5	Modérément Adéquat	**3.25**	Souvent	3.25	Modérément satisfaite
3 Natal et assistance à l'accouchement ; Soins postnatals	3.13	Adéquat	**3.13**	Souvent	3.13	Modérément satisfaite
4 Provisions de fer fortifié Vitamines et huile iodée en capsule ; Utilisation de sel iodé dans chaque ménage.	3.50	Modérément Adéquat	3.5	Très souvent	**3.50**	Très satisfaite
5 Allaitement exclusif pendant 6 ans mois	3.5	Modérément Adéquat	3	Souvent	**3.00**	Modérément satisfaite
6 Médicaments pour la grossesse (Vitamine A et fer)	**3.25**	Adéquat	2.75	Souvent	2.75	Modérément satisfaite
7 Installations pour les soins maternels	3.5	Modérément adéquat	3	Souvent	3	Modérément satisfaite
8 Équipement pour les soins maternels	3.5	Modérément Adéquat	3	Souvent	3	Modérément satisfaite
Moyenne	**3.42**	**Modérément adéquat**	**3.11**	**Souvent**	**3.11**	**Moyennement satisfait**
Soins aux enfants						
munisation ; orientation vers le dépistage néonatal	3.5	Modérément adéquat	**3**	Souvent	**3**	Moyennement satisfait
2 Complément alimentaire (alimentation complémentaire)	3.63	Modérément adéquat	**3.13**	Souvent	3.13	Moyennement satisfait
3 Suivi de la croissance	3.63	Modérément adéquat	**2.88**	Souvent	2.88	Moyennement satisfait
4 Médicaments pour la garde des enfants	3.75	Modérément adéquat	**3.75**	Très souvent	3.75	Très satisfait
rriger la gestion de la garde d'enfants à RHU	3.88	Modérément adéquat	**3.38**	Souvent	3.38	Moyennement satisfait
6 Équipement pour la garde d'enfants	3.63	Modérément adéquat	**4.13**	Très souvent	4.13	Très satisfait
tivités de Garantisadong Pambata	3.63	Modérément adéquat	**2.88**	Souvent	3.75	Très satisfait
Moyenne	**3.66**	**Modérément adéquat**	**3.31**	**Souvent**	**3.43**	**Très satisfait**
C. Programme de soins dentaires						
1 Références dentaires	4.13	Modérément adéquat	**3.38**	Souvent	3.38	Moyennement satisfait

2 consultations dentaires3	,88	Modérément adéquat tel que	3.63	Très souvent	3.63	Très satisfait
3 Provision pour services et installations dentaires						
a. Extraction d'une dent	3.88	Modérément adéquat	3.63	Très souvent	3.63	Très satisfait
b. Nettoyage dentaire	3.88	Modérément adéquat	4.13	Très souvent	4.13	Très satisfait
c. Amalgame	3.38	Adéquat	3.38	Souvent	3.38	Moyennement satisfait
d. Denture	3.50	Modérément adéquat	4	Très souvent	4.00	Très satisfait
Moyenne	3.66	Modérément adéquat	3.78	Très souvent	3.78	Très satisfait
nduite de la mission médicale pour les références et la consultation pour caries dentaires	3.88	Modérément adéquat	4.13	Très souvent	4.13	Très satisfait
Moyenne	**3.88**	**Modérément adéquat**	3.73	**Très souvent**	3.73	**Très satisfait**
D. Programmes de planification familiale						
1 Les programmes de diffusion de l'information dans l'éducation des les parents sur les avantages des programmes de planning familial.	3.88	Modérément adéquat	3.5	Très souvent	3.5	Très satisfait
tribution de contraceptifs tels que le préservatif, le DMPA, la pilule à des enfants. les accepteurs du programme de planning familial ; Visite de suivi des abandons.	3.75	Modérément adéquat	3.38	Souvent	3.38	Moyennement satisfait
ivi et évaluation des nouveaux acceptants de la famille programme de planification	3.75	Modérément adéquat	3.75	Très souvent	3.75	Très satisfait
4 La réunion de plaidoyer et les assemblées communautaires sur l'utilisation du programme de planification familiale pour la communauté.	4.13	Modérément adéquat	3.75	Très souvent	3.75	Très satisfait
5 La disponibilité de les contraceptifs dans la conduite du programme de planification familiale au sein de la communauté.	4.38	Haut de gamme adéquat	3.38	Souvent	3.38	Modérément satisfaite
Moyenne	**3.98**	**Modérément Adéquat**	3.55	**Très souvent**	3.55	**Très satisfaite**
E. Programme de nutrition						
1 La conduite de l'"Opération Timbang" pour contrôler les enfants souffrant de malnutrition dans la communauté et pesée mensuelle des enfants préscolaires de BNVL.	3.5	Modérément Adéquat	3	Souvent	3	Modérément satisfaite
2 La conduite de la nutrition mois de célébration parrainé par la RHU et les LGU.	3.13	Adéquat	3.13	Souvent	3.13	Modérément satisfaite
3 La conduite de l'enquête complémentaire programme d'alimentation pour les enfants souffrant de malnutrition.	3.75	Modérément Adéquat	3.25	Souvent	3.25	Modérément satisfaite
4 Supplémentation en micronutriments (Vitamine A et fer)	3.63	Modérément Adéquat	3.38	Souvent	3.38	Modérément satisfaite
Moyenne	**3.5**	**Modérément Adéquat**	3.19	**Souvent**	3.19	**Modérément satisfaite**
F. Santé environnementale et assainissement						
1 Diffusion de l'information dans la conduite de la santé environnementale et la sensibilisation à l'assainissement.	3.51	Modérément Adéquat	3.5	Très souvent	3.5	Très satisfaite
2 Mise en œuvre des déchets le programme de gestion des déchets par la collecte des déchets et leur élimination appropriée.	3.63	Modérément Adéquat	3.38	Souvent	3.38	Modérément satisfaite
3 Fourniture de toilettes, d'égouts les installations et les déchets peuvent être jetés dans la fosse à compost.	3.88	Modérément Adéquat	3.88	Très souvent	3	Modérément satisfaite
4 La présence de l'environnement programme de santé et d'assainissement visant à prévenir la propagation des maladies transmissibles	3.63	Modérément Adéquat	3.63	Très souvent	3.63	Très satisfaite
5 Mesures préventives et	3.75	Modérément	3.5	Très souvent	3.5	Très

	des programmes visant à éliminer la propagation de la dengue, du choléra, de la fièvre typhoïde et du paludisme		Adéquat			satisfaite
6	Surveillance de la qualité de l'eau a. Inspection de l'approvisionnement en eau	3.25	Adéquat	3.13	Souvent	3.13	Moyennement satisfait
	b. Échantillonnage de l'approvisionnement en eau	2.88	Adéquat	3.13	Souvent	3.13	Moyennement satisfait
	c. Inspection des sources d'eau (chloration)	3.25	Adéquat	3.13	Souvent	3.13	Moyennement satisfait
	Moyenne	3.13	Adéquat	3.13	Souvent	3.13	Moyennement satisfait
	7 Assainissement des aliments						
	a. Inspection des aliments établissements	**3.25**	Adéquat	**3**	Souvent	**3**	Modérément satisfaite
	b. Délivrance des permis sanitaires aux établissements alimentaires	**3.25**	Adéquat	3.13	Souvent	3.13	Modérément satisfaite
	c. Délivrance d'un certificat de santé certificats pour les manipulateurs d'aliments	**3**	Adéquat	**3**	Souvent	**3**	Modérément satisfaite
	Moyenne	3.17	Adéquat	3.04	Souvent	3.04	Moyennement satisfait
	Moyenne	**3.52**	**Modérément Adéquat**	**3.43**	**Très souvent**	**3.43**	**Très satisfaite**

G. Lutte contre les infections respiratoires aiguës, la tuberculose et la lèpre

1 Orientation des soins et des consultations médicales vers la lutte contre les maladies suivantes :						
a. Infection respiratoire aiguë	3.13	Adéquat	**3**	Souvent	**3**	Moyennement satisfait
b. Tuberculose	**3.25**	Adéquat	3.13	Souvent	3.13	Moyennement satisfait
c. Lèpre	3.13	Adéquat	**3.25**	Souvent	**3.25**	Moyennement satisfait
Moyenne	3.17	Adéquat	3.13	Souvent	3.13	Moyennement satisfait
2 Distribution de médicaments pour le contrôle et le traitement de :						
a. Infection respiratoire aiguë	3.13	Adéquat	**3**	Souvent	**3**	Moyennement satisfait
b. Tuberculose	**3.25**	Adéquat	**3.25**	Souvent	**3.25**	Moyennement satisfait
c. Lèpre	3.13	Adéquat	**3.38**	Souvent	**3.38**	Moyennement satisfait
Moyenne	3.17	Adéquat	3.21	Souvent	3.21	Moyennement satisfait
3 Visites à domicile et suivi des cas	3.38	Adéquat	3.75	Très souvent	3.75	Très satisfaite
Moyenne	**3.24**	**Adéquat**	**3.36**	**Souvent**	**3.36**	**Moyennement satisfait**
Dans son ensemble	**3.57**	**Modérément adéquat**	**3.38**	**Souvent**	**3.45**	**Très satisfaite**

Corrélation entre le comportement de recherche de la santé et la prestation des services de santé

Prestation de services de santé	Comportement de recherche de la santé						
	Santé Croyances	Pratique de la santé personnelle	Perception de la gravité de la maladie	Perception de la nécessité d'un traitement	Perception de la prestation des soins de santé	Perception des installations et du personnel de santé	Dans son ensemble
Adéquation							
Soins médicaux	0.23	0.20	0.03	0.22	-0.07	0.26	0.35
Soins maternels	0.23	-0.12	-0.13	0.09	0.09	0.21	0.18
Garde d'enfants	0.17	-0.01	-0.01	0.11	0.07	0.09	0.17
Soins dentaires	0.09	-0.08	-0.23	0.01	0.09	0.41	0.17
Planification familiale programmes	0.09	-0.14	-0.31	-0.13	0.09	0.27	0.02
Programme de nutrition	0.03	-0.05	-0.15	0.02	0.09	0.29*	0.12
Environnement santé et assainissement	0.31	0.07	0.11	0.30	0.15	0.18	0.41
Contrôle de l'IRA, la tuberculose et la lèpre	0.20	-0.07	-0.17	0.04	0.05	0.41	0.25
dans leur ensemble	0.21	-0.03	-0.15	0.10	0.09	0.36	0.27
Utilisation							
Soins médicaux	0.26	0.09	0.06	0.23	0.09	0.33	0.41
Soins maternels	0.20	-0.23	-0.15	0.08	0.06	0.18	0.10
Garde d'enfants	0.11	-0.07	-0.06	0.03	0.05	0.16	0.11
Soins dentaires	0.07	-0.09	-0.19	0.01	0.18	0.45	0.20
Planification familiale programmes	0.08	-0.22	-0.16	-0.10	0.21	0.31	0.08
Programme de nutrition	0.07	-0.14	-0.15	-0.01	0.24	0.37	0.17
Environnement santé et assainissement	0.29	0.09	0.12	0.32	0.14	0.20	0.42
Contrôle de l'IRA, la tuberculose et la lèpre	0.21	-0.03	-0.16	0.03	0.05	0.45	0.27
dans leur ensemble	0.22	-0.10	-0.13	0.09	0.18	0.44	0.30
Satisfaction							
Soins médicaux	0.23	0.19	-0.03	0.14	-0.13	0.32	0.31
Soins maternels	0.19	-0.24	-0.17	0.01	0.08	0.20	0.28
Garde d'enfants	0.15	-0.03	-0.08	0.06	0.09	0.25	0.20
Soins dentaires	0.11	-0.07	-0.23	0.02	0.11	0.40	0.18
Planification familiale programmes	0.05	-0.24	-0.30	-0.12	0.03	0.27	-0.05
Programme de nutrition	0.12	-0.08	-0.13	0.11	0.20	0.31	0.22
Environnement santé et assainissement	0.30	0.06	0.10	0.31	0.25	0.26	0.46
Contrôle de l'IRA, la tuberculose et la lèpre	0.20	-0.02	-0.17	0.02	0.02	0.46	0.25
Dans l'ensemble	0.22	-0.06	-0.17	0.09	0.10	0.41	0.28
En général	0.22	-0.07	-0.15	0.10	0.13	0.41	0.29

*Significatif à 0,05 Legende   : IRA - infection respiratoire aiguë

Corrélation entre les obstacles à l'accès aux soins de santé et la prestation des services de santé

Prestation de services de santé	Obstacles à l'accès aux soins de santé						
	Contrainte de temps	Barrière socioculturelle et linguistique	Manque de connaissances et de sensibilisation	Obstacles financiers	Distance géographique	T ranspor-tation	Dans son ensemble
Adéquation							
Soins médicaux	-0.05	0.13	0.07	-0.25	-0.11	-0.20	-0.1
Soins maternels	-0.39	-0.12	-0.17	-0.34	-0.36	-0.42	-0.38
Garde d'enfants	-0.18	0.05	-0.05	-0.27	-0.24	-0.28	-0.22
Soins dentaires	-0.36	0.05	-0.14	-0.40	-0.32	-0.42	-0.34
Planification familiale programmes	-0.31	-0.07	-0.19	-0.24	-0.25	-0.32	-0.29
Programme de nutrition	-0.36	-0.03	-0.18	-0.42	-0.39	-0.44	-0.39
Environnement santé et assainissement	-0.04	-0.01	0.05	-0.12	-0.02	-0.13	-0.06
Contrôle de l'IRA, la tuberculose et la lèpre dans leur ensemble	-0.40	-0.08	-0.27	-0.53	-0.47	-0.56	-0.51
ensemble	-0.38	-0.02	-0.16	-0.43	-0.37	-0.47	-0.39
Utilisation							
Soins médicaux	-0.17	0.11	0.03	-0.19	-0.11	-0.19	-0.12
Soins maternels	-0.35	-0.10	-0.13	-0.28	-0.29	-0.34	-0.31 ;
Garde d'enfants	-0.25	0.04	-0.13	-0.33	-0.31	-0.32	-0.28
Soins dentaires	-0.31	0.	-0.17	-0.34	-0.25	-0.34	-0.30
Planification familiale programmes	-0.25	-0.01	-0.20	-0.18	-0.28	-0.31	-0.26
Programme de nutrition	-0.40	-0.04	-0.26	-0.44	-0.40	-0.43	-0.42
Environnement santé et assainissement	-0.02	0	0.07	-0.10	-0.02	-0.12	-0.05
Contrôle de l'IRA la tuberculose et la lèpre dans leur ensemble	-0.48	-0.04	-0.26	-0.49	-0.45	-0.53	-0.48
ensemble	-0.41	-0.01	-0.19	-0.42	-0.38	-0.46	-0.40
Satisfaction							
Soins médicaux	0.04	0.22	0.13	-0.17	-0.04	-0.13	-0.02
Soins maternels	-0.29	-0.1	-0.16	-0.27	-0.3	-0.33	-0.30
Garde d'enfants	-0.40	-0.02	-0.24	-0.43	-0.41	-0.43	-0.41
Soins dentaires	-0.33	0.01	-0.15	-0.4	-0.33	-0.42	-0.34
Planification familiale programmes	-0.37	-0.12	-0.27	-0.34	-0.34	-0.40	-0.38
Programme de nutrition	-0.43	-0.16	-0.30	-0.52	-0.50	-0.51	-0.50
Santé environnementale et assainissement	-0.19	-0.06	-0.06	-0.20	-0.13	-0.22	-0.18
Lutte contre les IRA, la tuberculose et lèpre	-0.43	0.04	-0.2	-0.44	-0.41	-0.49	-0.42
Dans l'ensemble	-0.40	-0.03	-0.21	-0.46	-0.41	-0.49	-0.43
En général	-0.40	-0.02	-0.19	-0.45	-0.40	-0.48	-0.42

*Significatif à 0,05   Légende : ARI - infection respiratoire aiguë

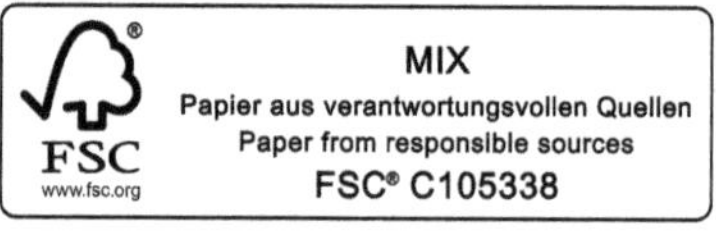

Printed by Books on Demand GmbH, Norderstedt / Germany